Une vie sans
MAGNÉSIUM ?
Impossible !

Ou comment prendre soin de soi
naturellement

Chantal Emery

Édition CEV Évasion

Du même auteur

La numérologie des 72 anges de la Kabbale

INTRODUCTION

La première fois que j'ai entendu parler du magnésium, j'étais adolescente. Ayant maintenant environ la soixantaine, autant dire que cela ne date pas d'hier... Je me trouvais chez ma grand-mère maternelle au milieu de mes cousins. La bonne humeur régnait dans la maisonnée où nous nous trouvions tous en vacances. Notre grand-mère était très « bio », même si à cette époque-là, cette appellation n'était pas aussi répandue et utilisée à tout-va comme à présent. En fait, la question ne se posait même pas : les légumes étaient bio, parce que les pesticides n'étaient pas utilisés comme de nos jours, du moins pas autant (car l'usage des pesticides de synthèse remonte à 1930). Elle faisait pousser ses légumes dans son jardin, et cela dit en passant, il n'y avait pas que des légumes, mais aussi des fleurs superbes. Elle était également très « tisanes » et « décoctions » et possédait plusieurs livres sur les vertus des plantes, des légumes et des fruits frais. À chaque printemps, on mangeait des cerises délicieuses issues de son jardin, et consciencieusement, on mettait de côté les queues de cerises aux vertus diurétiques, pour les faire sécher.

Ma grand-mère s'intéressait à toutes les méthodes qui pouvaient entretenir ou ramener la santé naturellement. Et c'est dans cet état d'esprit qu'elle a découvert le chlorure de magnésium.

Donc, durant ces fameuses vacances chez ma grand-mère, un beau matin, elle nous fit boire du chlorure de magnésium dilué dans de l'eau. Vous savez ? Ce petit sachet de 20 gr acheté en pharmacie... Un verre chacun. Au goût, ce n'était pas terrible, un peu âpre, mais comme elle nous avait dit que c'était très bon pour notre santé, on ne rechignait pas trop, et c'était à celui qui faisait la plus belle grimace…

Ce fut donc mon premier contact avec l'élément « magnésium ». Bien sûr, je n'en avais pas compris toutes les vertus, j'étais un petit peu trop jeune pour m'intéresser à tout cela, et je le regrette maintenant, car je pense que ma grand-mère aurait pu me transmettre oralement beaucoup de choses…

J'ai oublié cet épisode « magnésium » pendant de longues années, et je ne l'ai redécouvert que récemment, après une grosse carence de cet élément.

Ce livre, c'est à elle que je le dédie, car si elle avait eu le temps et l'occasion de transmettre elle-même son savoir, je sais qu'elle l'aurait certainement fait, pour aider, pour soulager, ayant toujours été très attentive aux souffrances d'autrui.

*****

UN PEU D'HISTOIRE… ET DE CHIMIE

Non ! Je ne prétends pas vous faire un cours d'histoire ou de chimie, car j'en serais bien incapable. Ce ne sont que quelques notions de base, glanées çà et là, concernant l'origine du magnésium.

Ce mot « magnésium » vient du nom de la ville grecque « Magnesia » dans le district de « Thessalie » en Grèce.

Les environs de cette ville en était extrêmement riche, et ce, sous différentes formes. Il y avait d'importants dépôts de carbonate de magnésium.

En 1755, Joseph Black, chimiste et physicien écossais découvreur du dioxyde de carbone, reconnaît le magnésium comme un élément.

En 1810, Sir Humphrey Davy, chimiste britannique, a isolé le magnésium, et en 1926, un chercheur français a prouvé, à la suite d'essai sur animaux de laboratoire, qu'il s'agissait d'un minéral essentiel pour l'organisme.

*****

LE MAGNÉSIUM : QU'EST-CE QUE C'EST ?

Ce métal est très léger (un tiers plus léger que l'aluminium). Dans la nature, son éclat fait penser à l'argent. Ses propriétés le rendent inflammable à l'air. Cela se fait difficilement sous forme de bloc, mais plus facilement s'il est réduit en petits copeaux. En poudre, il s'échauffe et s'enflamme spontanément par oxydation avec l'oxygène de l'air, en donnant une flamme blanche très lumineuse. D'ailleurs, il a été utilisé aux débuts de la photographie dans les lampes-éclairs, et ensuite pour les flashs sous forme d'ampoules à usage unique. Cependant, la production de lumière ultraviolette lors de sa combustion, rend dangereuse pour la vue son observation directe d'une manière répétée.

Le magnésium est un élément chimique, de symbole Mg et au numéro atomique 12. C'est un métal alcalino-terreux, le huitième élément le plus abondant de la croûte terrestre, le troisième métal derrière l'aluminium et le fer. C'est aussi le troisième composant des sels dissous dans l'eau de mer.

Dans l'organisme, il fait partie de la catégorie des oligo-éléments (ou des sels minéraux selon les classifications). Les oligo-éléments sont des éléments minéraux représentant moins de 1 pour 10 000 des organismes vivants.

Les oligo-éléments existent en quantité négligeable, mais jouent pourtant un rôle important dans notre organisme. Le magnésium lui-même, assure le transport des substrats à la progression de l'influx nerveux, de la synthèse de protéines à la contraction musculaire. Élément clé de la transformation de l'énergie, il intervient auprès de centaines d'enzymes comme celles participant à la transformation des sucres et des graisses en énergie utilisable par le muscle. Notre corps en a intensément besoin et ne peut s'en passer. Au total, il contient de 20 à 25 gr de ce minéral. Environ 34 % de notre stock de magnésium se trouve dans les cellules des tissus corporels et des organes, se répartissant entre le cerveau et les organes-clés comme le cœur, le foie et les reins ; 65 % sont stockés dans les os et dans les dents grâce à la vitamine B6, avec le calcium et le phosphore. Seulement 1 % du magnésium de notre corps se trouve dans le sang, celui-ci contribuant à « répartir » le magnésium dans le corps d'une façon équitable, c'est-à-dire en fonction de ses besoins. Il interagit avec le sodium, le potassium et le calcium, entre autres, avec lesquels il doit rester en équilibre dans l'organisme. Le corps travaille très dur afin de garder constants les niveaux de ces éléments principaux. Le magnésium est utilisé dans plus de 300 réactions biochimiques du corps. Il aide à maintenir les fonctions normales des muscles, du cœur et des nerfs, et renforce les os. Il est également impliqué dans la digestion des aliments et le transit intestinal.

Le magnésium contribue à la transmission nerveuse et à la relaxation musculaire après la contraction, et il est de ce fait, vital pour la fonction cardiaque. Il contribue grandement au maintien d'un rythme cardiaque régulier, au métabolisme des lipides, ainsi qu'à la régulation du taux de sucre sanguin et de la tension artérielle. Par son action relaxante sur les muscles lisses, dilatante sur les vaisseaux et normalisatrice sur la conduction nerveuse, le magnésium peut notamment jouer un rôle dans le soulagement des douleurs associées au syndrome prémenstruel, aux menstruations et aux migraines.

On voit donc que le magnésium a une action très importante dans notre corps, à tel point que, si on vient à en manquer dans notre apport journalier pour alimenter notre sang, il va automatiquement puiser dans nos réserves. Comme on ne peut absolument pas en manquer au niveau sanguin, sinon cela entraînerait la mort à plus ou moins courte échéance, le corps va « combler » cette carence en prenant ce qui lui manque dans les organes et dans les os, afin de rétablir son équilibre initial. Si cela se poursuit sur une trop longue durée, cela va entraîner des troubles physiques, mais aussi psychiques, que nous allons aborder dans les chapitres suivants.

Le magnésium existe dans différents sels. J'ai déjà parlé du chlorure. Il y a également l'acétate, le carbonate, le citrate, le gluconate, le glycérophosphate, le pidolate, le lactate, pour les sels d'acides organiques, mais aussi l'oxyde, l'hydroxyde pour les sels d'acides minéraux. Ces derniers ont, quant à eux, une plus faible biodisponibilité par rapport aux précédents, c'est-à-dire qu'ils sont moins facilement assimilables et ils auront, de ce fait, plus de difficulté pour arriver sur leur site d'action dans notre corps. Leur consommation n'est donc pas particulièrement recommandée, non pas que cela nous soit néfaste, mais plutôt parce qu'il en faudrait une quantité plus importante, puisqu'ils ne sont pas vraiment bien assimilés par notre organisme qui en rejette une partie. Dans les sels d'acides organiques, le magnésium n'existe pas à l'état pur, mais sous la forme d'un pourcentage qui varie de 5 à 28%. Prenons par exemple un complément alimentaire sous forme de sachet, dont je ne citerais pas le nom. Ce sachet contient 2,250 g (2 250 milligrammes) de pidolate de magnésium, ce qui correspond à 184 mg de magnésium pur ou élément. Cela fait environ 8% de l'élément pur par rapport au sel. Toutes les boites de complément alimentaire achetées en pharmacie vont avoir cette comparaison dans leur composition. Par contre, chez certains laboratoires, la composition ne sera pas détaillée de cette façon, et quelquefois même pas détaillée du tout, et on ne saura pas de quel magnésium il s'agit. Dans la plupart des cas, ce sera souvent de l'oxyde de magnésium.

Voici approximativement quelques correspondances en pourcentage, du magnésium pur contenu dans les sels d'acides assimilables par l'organisme, donc principalement les sels d'acide organiques :

Acétate de magnésium = **17 %** d'ion magnésium
Aspartate de magnésium = **7 %** d'ion magnésium
Bisglycinate de magnésium = **20 %** d'ion magnésium
Carbonate de magnésium = **28 à 40 %** d'ion magnésium
Citrate de magnésium = **11 à 16 %** d'ion magnésium
Gluconate de magnésium = **5 %** d'ion magnésium
Glycérophosphate de magnésium = **12 à 22 %** d'ion magnésium
Pidolate de magnésium = **8 à 16 %** d'ion magnésium
Phosphate de magnésium = **25 %** d'ion magnésium
Lactate de magnésium = **12 %** d'ion magnésium

Et pour ceux qui sont moins assimilables, les sels d'acide minéraux :

- Hydroxyde de magnésium = **41,5 %** d'ion magnésium
- Oxyde de magnésium = **60,3 %** d'ion magnésium
- Sulfate de magnésium (selon la forme chimique utilisée 7 H_2O ou 3 H_2O) = **10 à 14 %** d'ion magnésium
- Chlorure de magnésium = **12 à 25 %** d'ion magnésium.

On remarque que l'oxyde de magnésium a pourtant un très fort taux de magnésium dans sa composition. C'est pour cela qu'on le trouve facilement dans les différents compléments alimentaires achetés en pharmacie ou en grande surface. Et c'est sans doute aussi pour cela qu'il est un des moins chers. Mais son taux d'assimilation étant plus faible, ces bénéfices pour l'organisme ne sont pas très positifs dans la durée. On le stocke moins aisément et il passe plus rapidement dans les intestins. On trouve aussi du magnésium marin, dans lequel il y a ces différents sels, et ils ont les mêmes taux d'assimilation par l'organisme. C'est pour cela que l'oxyde de magnésium marin, même accompagné de la vitamine B6, n'est ni mieux ni pire que le magnésium simple, car seul compte les différents sels qui les composent. Mais il vaut mieux quand même, prendre de l'oxyde de magnésium (marin ou pas) que rien du tout. Simplement, il faut savoir qu'on en rejettera une grande partie par les intestins.

Le chlorure de magnésium fait aussi partie des sels très mal assimilés par l'organisme. On le trouve pourtant vendu par sachet de 20 gr en pharmacie. Il faut alors souligner que celui-ci est surtout considéré comme un laxatif par les pharmaciens. Cela n'est pas totalement juste, car en réalité, ce n'est que l'excédent non assimilable par l'organisme qui est rejeté par les intestins, d'où le fait, si on en consomme un peu trop, de selles moins moulées, voire liquides, mais par ailleurs contrôlables, car lorsqu'on arrête la prise de chlorure, tout redevient normal. L'usage du chlorure de magnésium est alors principalement utilisé pour éradiquer rapidement des problèmes dus à des symptômes grippaux, des fièvres persistantes, des indigestions suite à la consommation d'aliments avariés, ou de diarrhées dues à des virus. La pire erreur étant de vouloir arrêter ces diarrhées, alors qu'elles ne sont là que pour permettre d'évacuer rapidement ce qui pose problème à l'organisme. De ce fait, le chlorure de magnésium, lorsqu'il se trouve en excédent dans l'organisme et qu'il s'évacue naturellement par les intestins, entraîne en même temps ce qui perturbe notre métabolisme. Par contre, le chlorure de magnésium n'est pas à utiliser sur de longues durées, car il se révèle être acidifiant pour l'organisme. Ce qui n'est bien sûr, pas souhaitable pour les os et les articulations qui auraient alors tendance à se dégrader. Pour résumer, le chlorure de magnésium ne sert pas à combler les carences, mais est recommandé sur de courtes durées pour éradiquer des virus, et principalement pour nettoyer la flore bactérienne intestinale et empêcher le développement de souches pathogènes. Le chlorure de magnésium est donc une bonne solution pour lutter contre une attaque virale naissante.

Pour confirmer ces recherches sur le sujet du chlorure de magnésium, je l'ai testé accompagné de vitamine B6 qui est censée fixer le magnésium dans l'organisme. Eh bien, je peux certifier que malgré l'apport de B6, on n'assimile pas du tout le magnésium du chlorure, car je me retrouvais aussi carencée qu'auparavant, mes fourmillements aux pieds ou aux mains (spasmophilie) en étaient la preuve !

On peut l'utiliser aussi sous forme de compresses sur une brûlure, une blessure, ou tout problème de peau, car cela soulage la douleur, désinfecte et facilite la cicatrisation le cas échéant.

Mais revenons à l'utilisation orale.

Le lactate de magnésium, bien qu'il fasse partie des sels facilement assimilables, n'est pas recommandé, parce qu'il ajoute une charge en acide lactique à l'organisme, alors que notre corps cherche en général à l'éliminer.

Parmi les sels organiques les mieux assimilables, on trouve le glycérophosphate et le bisglycinate de magnésium. Mais si on ne trouve rien d'autre (du moins pas aussi aisément) que de l'oxyde de magnésium, il vaut mieux prendre celui-là que rien du tout. Par contre, pour pallier cette élimination trop rapide, on peut l'accompagner d'une cuillère à café d'argile verte en poudre surfine (Montmorillonite) par jour, ou bien de l'argile en gélule. Cela ralentira le transit intestinal et le magnésium sera plus efficace. Il faut en faire une petite cure, puis ralentir ou arrêter lorsque le transit redevient normal, et reprendre si nécessaire.

L'action du magnésium pur dans le corps est très importante, car il favorise l'absorption d'autres minéraux tels que le calcium, le phosphore, le sodium et le potassium, ce qui est très favorable pour nos os et donc, dans le traitement contre l'ostéoporose. D'ailleurs, la plupart des personnes qui ont de l'ostéoporose, font également de la spasmophilie, qui est le symptôme principal du manque de magnésium.

Le magnésium exerce par ailleurs une action favorable sur l'utilisation des vitamines du groupe B, de la vitamine C et E. De toute façon, il est préférable d'absorber les prises de magnésium au milieu d'un repas, car il sera mieux assimilé par l'organisme. Par contre, si vous absorbez d'autres médicaments, tels que des antibiotiques par exemple, il est préférable de ne pas le prendre en même temps. Vous pouvez alors le prendre au moins 1 heure avant ou après vos médicaments ou bien le soir au coucher, car cela ne vous posera aucun problème pour dormir, bien au contraire. Par ailleurs, vous pouvez le prendre en une seule prise, si vous ne prenez qu'un comprimé par jour, ou bien réparti sur la journée, si vous en prenez plusieurs.

Ne peut-on appeler élixir de santé et de longue vie un nutriment capable de prévenir les crises cardiaques, de soulager le syndrome prémenstruel, ainsi que l'hypertension artérielle, l'arythmie cardiaque, les inflammations ? Qui contribue également à prévenir les calculs rénaux et vaincre les infections les plus redoutables ?

Cela semble trop beau pour être vrai et trop simple pour être vraiment efficace. Ce sont cependant des affirmations très sérieuses. Le magnésium est certainement le minéral le plus étudié actuellement et dont la réputation ne cesse d'augmenter suite aux résultats rapportés par les chercheurs. Les seules contre-indications qu'il peut avoir, c'est en cas de maladies rénales graves, c'est-à-dire lorsqu'on a les reins fragilisés par une néphrite par exemple. Le signal indicateur est une fatigue importante après les prises, mais cela concerne plutôt la prise de chlorure de magnésium plutôt que la prise de magnésium avec la vitamine B6.

Son absence totale est incompatible avec la vie, puisque, comme nous l'avons vu précédemment, si le sang ne peut refaire son taux adéquat en prenant sur ses réserves, c'est la mort immédiate. C'est pour cela qu'il va puiser dans sa réserve principale qui est l'os, jusqu'à épuisement de cet élément, et c'est la cause principale de l'ostéoporose qui est devenue une affection courante de nos jours.

*****

LES CAUSES DES CARENCES

Des études géographiques poussées furent entreprises en 1928, et cela a révélé que les cartes géologiques des régions dont la terre était pauvre en magnésium coïncidaient avec celles des régions où l'on constatait un nombre important de cancers et de suicides. La comparaison des 2 cartes était saisissante. On pouvait presque les confondre. Maintenant, ces comparaisons ne sont plus aussi flagrantes, étant donné que l'eau minérale en bouteille est consommée à la place de l'eau du robinet, et que les fruits et légumes qui ont poussé sur une terre pauvre en magnésium, ne seront pas forcément consommés sur place, mais le plus souvent exportés dans d'autres régions.

Différentes études plus récentes ont démontré que la carence en magnésium est réelle. Une femme sur quatre et un homme sur six en manqueraient. Cela toucherait principalement les personnes de plus de 45 ans, car le quota quotidien n'étant pas atteint, l'organisme est obligé de puiser dans les réserves pour fonctionner et amenuise ainsi petit à petit son capital au fil des années. Cela se révèle alors dans les phases de stress plus importantes, comme l'est celle de la pré-ménopause.

La faute en incombe aux changements alimentaires et notamment à la hausse des produits raffinés, à la baisse de consommation de végétaux et céréales riches en magnésium.

Les fruits et légumes crus, du fait de la culture intensive et du raffinage des aliments, se trouvent dépourvus en grande partie de magnésium. Avec les engrais chimiques utilisés à répétition, le sol s'en retrouve affaibli d'année en année, et ne transmet plus cet élément aux fruits ou aux céréales qui y poussent. D'autre part, le sol étant ainsi appauvri, l'eau de source qui circule dans le sous-sol n'est plus enrichie de la même façon. Les personnes qui boivent l'eau du robinet, ne peuvent même plus espérer trouver une partie de leur ration journalière de magnésium de cette manière. Par ailleurs, l'utilisation d'aliments trop raffinés tels le sel blanc et la farine blanche, amène à la longue des carences. La consommation excessive de plats industriels également. La restriction de certains aliments qui font soi-disant « grossir » (légumes et fruits secs, oléagineux, céréales) est néfaste aussi. Mais en fait, ces aliments-là ne font pas grossir, contrairement aux idées reçues à ce sujet. L'absorption de graisses animales fait stocker beaucoup plus de graisses à l'organisme que les fruits ou légumes secs. Les graisses végétales n'ont jamais été à bannir, bien au contraire ! Alors que les graisses animales sont à surveiller, car ce sont elles qui donnent le « mauvais cholestérol », responsable des problèmes artériels et cardiaques. Vous n'êtes pas obligés de devenir végétarien pour autant, il faut juste modérer les apports de graisse animale.

La consommation de sucres rapides favoriserait aussi les pertes de magnésium par les urines.

Il semble donc très facile de ne pas absorber sa dose quotidienne de magnésium. En théorie, l'absorption par jour est de 6 milligrammes par kilo de poids. Si une personne fait environ 60 kg, sa dose journalière sera de 6 x 60 = 360 mg de magnésium pur ou élément. De plus, il faut prendre en même temps de la vitamine B6, car celle-ci fixe le magnésium dans les réserves des tissus ou des os. Sans vitamine B6, le magnésium se contente de circuler dans le sang, puis d'être éliminé par l'organisme, donc par les intestins comme nous l'avons vu précédemment. On se sent alors très bien, voire euphorique. Mais dès que l'on arrête l'apport de magnésium, on retourne à l'état de faiblesse et de stress précédent, étant donné que les réserves ne se sont pas remplies.

En cas de carence avérée, et selon les symptômes que vous verrez un peu plus loin, il serait préférable, afin de combler cette carence plus rapidement, de prendre non pas 6 milligrammes par kilo, mais 10. Si vous en prenez un peu trop, il n'y a absolument aucun danger. La seule chose que vous constaterez si vous en prenez trop, c'est cette élimination par les intestins, un peu trop rapide et sans conséquence, et qui ne dure pas. Elle cessera dès que vous aurez diminué la dose. Cela vous fera comprendre que vous aurez ainsi complété votre « réserve », l'excédent passant alors par les émonctoires naturels (principalement les intestins, mais aussi les reins, narines et peau) pour être éliminé. À noter donc qu'il n'y a pas de risques d'excès de magnésium (sauf éventuellement en cas d'insuffisance rénale). Toutefois, les autorités sanitaires préconisent de ne pas dépasser deux fois les apports nutritionnels journaliers. Mais il faut bien tenir compte du poids pour ce dosage, car en général, sur les boîtes de compléments, il est préconisé 300 mg par jour, ce qui correspond, comme je l'ai expliqué précédemment à une personne de 50 kilos, et de surcroît, pas carencée.

Pour les femmes enceintes, on peut doubler ce dosage et passer de 6 mg à 12 mg par kilos, car l'enfant à naître « pompe » sur l'organisme de la maman.

En parlant des émonctoires naturels, si vous buvez 1 litre à 1 litre 1/2 d'eau par jour, cela ne vous provoquera pas de fuite de magnésium. Par contre, si vous buvez régulièrement tous les jours de 2 à 3 litres, vous risquez de perdre un peu de cet élément ainsi que d'autres, car les reins fonctionnent trop intensivement, bien que l'eau contienne (en principe) elle aussi du magnésium. Je dis bien en principe, car les pesticides répandus dans les champs, se retrouvent dans l'eau du robinet et en diminuent la teneur en magnésium. Pour l'eau en bouteille, la teneur en magnésium est marqué dessus, mais cela ne peut être qu'un petit apport, et non pas l'apport principal. De plus, l'élément magnésium de l'eau n'est pas forcément le plus biodisponible et risque d'être rejeté rapidement par l'organisme.

Par ailleurs, l'été, lorsque vous transpirez beaucoup par très fortes chaleurs, ou après un effort physique, vous perdrez de ce précieux élément par votre sueur. Il conviendra alors d'augmenter un peu plus la dose pour revenir ensuite à la quantité de 6 mg par kilo. Là encore, ce seront les crampes, les fourmillements qui vous indiqueront le bon dosage.

De même, l'hiver, le froid obligeant le corps à réagir à des températures basses pour se réchauffer, il se produit un stress physique accentuant la perte en magnésium. C'est pour cela qu'il est préconisé de faire des cures de magnésium au printemps et en automne si vous n'en prenez pas toute l'année. C'est-à-dire à la sortie de l'hiver et de l'été, où ces 2 saisons extrêmes nous font perdre le plus de magnésium. Si vous en prenez quotidiennement toute l'année, il suffit d'augmenter un peu durant ces périodes-là, selon les besoins.

Une autre cause de carences est l'absorption de certains médicaments qui font chuter le magnésium, par une perte dans les urines. Cela se fera avec le traitement par certains diurétiques bien sûr, mais par aussi l'absorption de digitalique utilisé en cardiologie ; d'aminosides de la famille des antibiotiques ; de cisplatine qui est un complexe à base de platine utilisée dans le traitement de différents cancers tels les sarcomes, carcinomes (cancer du poumon à petites cellules, cancer de l'ovaire…), lymphomes ; et également de bronchodilatateurs avec cortisone, utilisés pour pallier aux crises d'asthme, lesquels entrainent une perte de potassium, engendrant ainsi un stress physique et accélère la perte de magnésium.

Des compléments en magnésium peuvent donc être nécessaires pour les personnes dont les traitements médicaux leur occasionnent une perte importante, et notamment si ces traitements se prolongent sur une longue durée.

Les diabétiques dont la glycémie est souvent élevée perdent de grandes quantités de magnésium par les urines. Ce sont des facteurs de risque d'une déficience et augmentera, par conséquent, les apports journaliers. Un médecin déterminera ceux-ci en suppléments dans ce cas.

Les pertes digestives par diarrhée ou vomissements (virus de la gastro-entérite ou intoxications alimentaires) sont aussi causes de carences. L'hyperthyroïdie ou l'hypoparathyroïdie, la pancréatite aiguë, la prise de contraceptifs oraux et à long terme, mais aussi les brûlures étendues et l'alcoolisme chronique sont facteurs de carences en magnésium. Les très gros consommateurs de caféine et de tabac sont sujets à ces mêmes carences.

Bien sûr, les grossesses répétées amenuisent également le taux de magnésium dans l'organisme. Mais maintenant, et cela ne se faisait pas 40 ans en arrière, des prescriptions de magnésium se font aux femmes enceintes pour pallier justement à ces carences, car le squelette du fœtus se construit sur les réserves de la maman et puise donc principalement dans ses os. Mais même à l'heure actuelle, tous les gynécologues ne font pas cette prescription systématiquement. Mais le futur bébé aura toujours assez de magnésium pour sa croissance. Par contre, la maman, si elle n'en consomme pas assez dans sa ration journalière, risquera d'en manquer, sans pour autant s'en apercevoir. Tout le monde sait, ou presque, que l'on recommande à la future maman de faire surveiller ses dents, car lors d'une grossesse, celles-ci se détériorent rapidement. Cela provient du fait que lorsque la maman manque de magnésium, étant donné que le magnésium fixe le calcium dans l'organisme, elle se retrouvera également avec des carences en calcium. D'où les problèmes dentaires qui apparaîtront avant les problèmes osseux, (ceux-ci d'ailleurs ne deviendront apparents que vers un âge plus avancé, après 45 ans le plus souvent). Par ailleurs, il est bien connu aussi que la maman peut faire des déprimes post-natales, et ce, environ 3 mois à la suite de son accouchement. Le manque de magnésium occasionne de plus, comme on va le voir dans le chapitre suivant, des fatigues physiques intenses qui vont jouer sur le moral, et qui, à la longue, vont se muer en lassitudes morales, puis en déprimes.

Mais si la future maman est déjà, au départ de sa grossesse, grandement déficitaire en magnésium, la croissance du fœtus va cependant s'en ressentir. Et après la naissance, l'hypomagnésémie s'observe chez les nouveau-nés où elle se manifeste par divers symptômes, nervosité, hyper-réflectivité, hypertonie musculaire et parfois convulsions. Symptômes qui régressent à la suite de l'administration de magnésium. L'hypomagnésémie prédispose aux troubles du rythme cardiaque et aux spasmes des artères coronaires.

Enfin, un excès de manganèse, de calcium ou de potassium sous forme de suppléments, occasionne un stress, car cela désorganise l'équilibre naturel entre tous les éléments. Ce stress physique entraîne aussi une carence en magnésium. Inversement, la carence de calcium et de potassium entraîne également une carence en magnésium, toujours à cause du stress occasionné à l'organisme. Le mieux étant, le plus possible, de trouver les autres compléments alimentaires directement dans les aliments. C'est la manière la plus naturelle qui soit et qui est le mieux assimilé par l'organisme. De plus, ces autres éléments, contrairement au magnésium, se trouvent plus facilement dans notre alimentation quotidienne, à condition toutefois que celle-ci soit variée.

Pour terminer, toutes les formes de stress émotionnels (l'anxiété, les peurs subites, les chagrins), ou traumatismes physiques (fractures, maladies chroniques, chocs post-opératoires) font aussi chuter le magnésium.

Voici donc les principales causes de perte de magnésium pour l'organisme. Comme vous pouvez le constater, elles sont relativement nombreuses et faciles à retrouver dans le contexte de notre vie trépidante d'aujourd'hui…

*****

LES SYMPTÔMES DU MANQUE DE MAGNÉSIUM

Ils sont nombreux et variés. Comme en premier lieu la carence va toucher les muscles, tous les symptômes relatifs aux muscles sont concernés, tels que : crampes qui réveillent la nuit, contractions musculaires incontrôlables au niveau des paupières et de tout le corps, tremblements, fatigue persistante toute la matinée avec difficultés à sortir du lit le matin ; fatigue chronique ; manque d'énergie ; spasmes musculaires ; palpitations et extrasystoles, car le cœur étant un muscle, cela l'affecte également ; douleurs musculaires aux bras, dos et jambes en permanence (fibromyalgie) et spasmophilie (fourmillements aux extrémités des mains et pieds, quelquefois autour de la bouche). Cela affectera aussi la digestion, notamment pour ce qui concerne la viande et la viande rouge plus particulièrement. Celle-ci mettra très longtemps à se digérer, et pendant plusieurs heures après le repas, on peut avoir la sensation d'avoir une pierre dans l'estomac, entraînant des somnolences et un mal-être persistant.

Ces perturbations musculaires provoquant des fatigues répétées, cela affectera pareillement à la longue le moral et provoquera des réactions émotives, avec « les nerfs à fleur de peau », des comportements psychotiques que ce soit colère, nervosité ou irritabilité, dépressions ; de la confusion mentale avec incapacité de penser clairement, insomnies, tremblements, convulsions, sensibilité excessive à la douleur à cause de la fatigue morale (on ne supporte plus d'avoir mal ou d'être tout le temps fatigué), mais également dans les pires cas, des angoisses, peurs de mourir, etc. L'anxiété amènera son cortège de signes fonctionnels souvent caractéristiques : sensation de boule dans la gorge, sensation d'oppression thoracique, palpitations, troubles du sommeil, hyperémotivité. Avec les douleurs musculaires répétées, on a la vague sensation que quelque chose ne va pas sans pouvoir dire quoi exactement, ce qui augmente le stress. Celui-ci faisant aussi chuter le magnésium, cela devient vite un cercle vicieux.

On peut parler aussi des problèmes vasculaires, du durcissement des artères, des maladies cardiovasculaires, des spasmes vasculaires, de l'arthrite.

Pour l'équilibre nerveux, le système nerveux est sous la dépendance de l'équilibre calcium-magnésium. S'il y a rupture d'équilibre, le fonctionnement du cerveau en est affecté.

On peut remarquer diverses douleurs sans explication organique ou fonctionnelle, se traduisant le plus souvent par des céphalées ou migraines, des douleurs vertébrales, musculaires, articulaires.

Un signe facile à reconnaître est celui des ongles mous, qui se dédoublent ou qui ont des taches ou stries blanchâtres sur leur surface. Ceci s'accompagne le plus souvent par une perte de cheveux importante. Ceux-ci ont alors un aspect mou, terne et plat, manquant de volume. Pour ces 2 signes, on pourra les remarquer de 1 à 2 mois après un stress physique ou psychologique important, (on voit souvent cela après une grossesse d'ailleurs). Le stress ayant fait chuter le taux de magnésium érythrocytaire, environ 2 mois plus tard, cela se remarquera par ces signes extérieurs.

Pour rappel, le magnésium érythrocytaire est relatif aux érythrocytes, donc aux globules rouges qui se développent dans la moelle osseuse ; par opposition au magnésium plasmatique qui est relatif au plasma, milieu liquide dans lequel les cellules sanguines sont en suspension. Les prises de sang du magnésium plasmatique qui se font le plus couramment, ne seront donc pas fiables, puisque lorsqu'on est en carence, le métabolisme humain va puiser directement dans les os ce qui lui manque, ce qui semblera donner une prise de sang stable. Mais seule la prise de sang de magnésium érythrocytaire peut donner une indication fiable, même si pour les laboratoires, elle est un peu plus complexe à faire. Mais avec l'habitude, il n'est même plus besoin de faire des prises de sang, car notre ressenti remplace largement tous ces processus de vérification.

Notamment par les signes extérieurs les plus faciles à déceler, soit les crampes musculaires, les ongles (ils peuvent devenir mous avec des taches blanchâtres) et les cheveux, même si cela se produit avec un décalage de 1 ou 2 mois. D'ailleurs, lorsqu'on constate ces signes, on peut remonter de 1 ou 2 mois en arrière, et retrouver un stress physique ou psychologique auquel on n'avait pas prêté attention initialement. À la longue, il peut se produire des problèmes osseux, dont le plus grave est l'ostéoporose, entraînant des fractures qui ne se consolident pas ou mettent beaucoup de temps à le faire. Mais ces problèmes osseux touchent aussi les dents, avec des caries fréquentes. C'est pour cela que les femmes enceintes doivent avoir une supplémentation à ce niveau, car leur futur bébé « pompe » sur leur réserve. Il est préconisé pour les femmes enceintes de se faire suivre par un dentiste, car les dents ont tendance à s'altérer durant cette période-là. Ce que l'on ne dit pas, c'est pourquoi les dents s'abiment, et ce que l'on peut faire pour y pallier. Pareillement, on parle beaucoup de la dépression post-natale, qui survient le plus souvent vers le 3e mois. Or, à partir du 2e mois de la grossesse, le taux en magnésium s'effondre généralement chez la future mère à cause des besoins du fœtus et avec l'allaitement ensuite. Cette fameuse « dépression » n'est que l'un des symptômes psychologiques liés au manque de magnésium, avec le manque de sommeil à la clé… Quelques médecins pensent maintenant à donner du magnésium aux femmes enceintes ou ayant des enfants en bas âge, mais encore trop peu le font.

Si cette carence tend à perdurer dans le temps, cela aboutira à la spasmophilie (manque de magnésium), ou à des crises de tétanie (manque de calcium). La spasmophilie donnera bien sûr une dépression, des insomnies, des crampes, des fourmillements dans les extrémités, mais aussi autour des lèvres, un rythme cardiaque anormal, une perte de l'appétit. Les crises de tétanie se manifestent aussi par des fourmillements ou un engourdissement suivis par des contractures douloureuses des muscles des extrémités. La tétanie est liée à une hypocalcémie, c'est-à-dire à une concentration insuffisante de calcium dans le sang. Car si le calcium manque au niveau osseux par hypomagnésie, il ne se fixe pas sur les os et viendra à manquer aussi dans le sang. D'où la crise de tétanie. Mais elles apparaissent le plus souvent lorsqu'une personne respire avec une fréquence et une amplitude excessive (hyperventilation), lors d'épisodes anxieux ou à l'occasion d'efforts intenses. On retrouve alors le cas du stress physique ou psychologique, qui, entraînant une chute de magnésium, provoque aussi une crise de tétanie, si le sujet s'y trouve prédisposé. Spasmophilie et tétanie sont liées. Mais par contre, il n'est pas utile de faire une supplémentation de ces 2 éléments (magnésium et calcium), car lorsqu'ils sont pris ensemble, ils se contrarient, l'un chassant l'autre. Seule une supplémentation de magnésium suffira, et le calcium trouvé dans le fromage, les laitages, l'eau ou le lait de soja, se fixera naturellement dans nos os, palliant aux crises de tétanie. Par contre, la prise de magnésium faite au cours d'un repas, avec des laitages ou autres aliments contenant du calcium (fruits, légumes), ne pose aucun problème. Alors que dans le cas d'un comprimé de magnésium prit en même temps qu'un comprimé de calcium, l'un empêchera l'autre de se fixer correctement dans l'organisme. Il vaut mieux ne pas les prendre ensemble, si le médecin préconise une prise de calcium, mais les espacer de 2 heures.

Par ailleurs, on entend maintenant de plus en plus souvent parler de fibromyalgie, sans savoir exactement de quoi cela vient. Certains médecins parlent de troubles psychologiques accompagnés de douleurs diffuses, qui pourraient être soignés par des antidépresseurs… En gros, ils souligneraient que cela se passe « dans votre tête » (hélas, je l'ai entendu…). Il suffit de reprendre le livre « Fibromyalgie » du docteur Jean-Paul Curtay, fondateur de la nutrithérapie en France et président de la Société de médecine nutritionnelle, pour s'apercevoir que cela est bien autre chose qu'une simple « dépression » liée à une hyperémotivité. Cette maladie est étudiée depuis le début du XVIIIe siècle, sous un grand nombre de noms, comme « rhumatisme musculaire » ou « fibrositis ». Certains médecins, puisqu'elle affecte majoritairement les femmes, la classaient alors dans le groupe heureusement contesté depuis, des hystéries féminines. Entre les années 1970 et 1980, elle était considérée comme une maladie psychiatrique avec un versant dépressif. Mais même à l'heure actuelle, certains médecins un peu trop machistes le pensent encore… J'ai eu le loisir d'en rencontrer un… à mes dépens. Ou bien, devrais-je le remercier, car sentant bien que cela n'était pas « dans ma tête », j'ai voulu chercher ailleurs et je suis tombé sur ce livre « Fibromyalgie » …

Mais quand on reprend ce livre de Jean-Paul Curtay et que l'on y lit que les symptômes de la fibromyalgie sont : fatigue chronique, douleurs et tensions musculaires persistantes, sommeil non réparateur, anxiété, dépression, trouble de la concentration, troubles digestifs, infections à répétition, intolérances alimentaires, hypersensibilité chimique, etc., le lecteur novice sans aucune autre expérience, et n'ayant que sa seule mémoire pour établir une corrélation entre les faits, pourra déjà dire que beaucoup de symptômes de la carence en magnésium, rejoignent les symptômes de la fibromyalgie... non ? Quand on sait ensuite que la femme enceinte donne beaucoup de son magnésium pour le squelette de son bébé, qui, si elle ne le complète pas ensuite par une alimentation appropriée ou une supplémentation, risque après une vie trépidante passée entre le nourrisson dernier-né, et son ou ses aînés, on comprend mieux qu'elle puisse faire une dépression, doublée de fatigue et d'insomnies... et de problèmes dentaires. Je ne parle même pas d'une éventuelle vie professionnelle. À partir de ça, on comprend déjà mieux le diagnostic qui taxait la fibromyalgie d'hystérie féminine, car elles sont plus souvent concernées par le manque de magnésium... Un diagnostic contestable et heureusement contesté par la suite, et sans doute établi au départ par un homme, qui, trop imbu de sa personne et de ses pseudo-connaissances, certainement misogyne à souhait, se déculpabilisait de ses lacunes intellectuelles en diabolisant cet animal étrange et incompréhensible qu'est une femme. Elle ne pouvait alors que présenter les signes d'une maladie psychiatrique avec ce fameux versant dépressif précité... Et n'oublions pas qu'à une époque, la femme était considérée comme inférieure dans beaucoup de domaines, à son époux. Ce diagnostic superficiel de ses facultés psychiques, ne pouvait que concorder avec cet état de fait. Ouf, on sort enfin de cette phase moyenâgeuse d'obscurantisme intellectuel, et ceci grâce au docteur Jean-Paul Curtay (entre autres). Un grand merci à lui. Il est à souhaiter maintenant qu'un grand nombre de ses confrères suive ses traces ou ait la lumineuse idée de lire son ouvrage pour comprendre cette maladie si particulière qu'est la fibromyalgie et déculpabiliser les malades en les regardant avec un œil neuf au lieu de les enfoncer un peu plus dans leur détresse.

Mais les femmes ne sont pas les seules à manquer de cet élément. Les hommes aussi, mais dans une moindre mesure. D'après des sondages, une femme sur quatre et un homme sur six en manqueraient dans leur quota quotidien. On a déjà vu pour les femmes que les carences issues de la maternité sont les plus fréquentes. L'alimentation dénaturée ne parvient pas à combler ces manques et certains médicaments précipitent encore cette fuite de magnésium. Les brusques variations de climat provoquent aussi une fuite de ce précieux élément par la peau et la sudation lorsqu'il fait très chaud, ou en occasionnent une plus grande consommation lorsqu'il fait froid, afin de réchauffer le corps. Un trop grand nombre de causes, qui aide à comprendre les maux de notre siècle… Et les hommes vivant aussi des stress répétés dans leur travail, leur environnement familial ou social, ils ne peuvent qu'aborder tôt ou tard les mêmes carences, même si cela se fait à un âge plus avancé que pour les femmes.

******

LES EFFETS DU MAGNÉSIUM SUR LE MÉTABOLISME HUMAIN

Si le dosage est suffisant, les premiers effets positifs apparaîtront assez rapidement, soit de 5 jours à une semaine après le début du traitement. Tout d'abord, on se sentira mieux psychologiquement, car cela annihile la tendance dépressive. Le sommeil revient, les crampes nocturnes disparaissent. Au niveau de la digestion, celle-ci s'améliorera, et on retrouve le plaisir de manger de bon appétit sans avoir ces lourdeurs digestives après les repas. Puis d'ici de quelques semaines à quelques mois, l'état des cheveux, des ongles et de la peau s'améliorera. Cette dernière paraîtra moins ridée si vous avez passé la cinquantaine. Les ongles vont se renforcer, et ne se dédoubleront plus si c'était le cas. Les stries blanches à leur surface disparaîtront. Les cheveux, de ternes et plats, vont passer à un volume supérieur. Et bien sûr, avec tous ces symptômes en moins, vous allez vous sentir moins fatigué. Voilà pour les effets les plus rapides et les plus apparents.

Si vous étiez sujet à la spasmophilie, celle-ci va disparaître assez rapidement, en fait en même temps que la tendance dépressive, c'est-à-dire dans les premiers jours de traitement. Contrairement à ce que pensent la plupart des médecins, ce n'est pas un tempérament dépressif qui va provoquer la spasmophilie, mais bien l'inverse. C'est plutôt parce que vous faites de la spasmophilie, que vous devenez dépressif. Je souligne cela, car en plus de ressentir un état de fatigue assez prononcé dû à la faiblesse musculaire, on subit le regard de l'entourage qui ne voit pas en vous quelqu'un de malade, (du moins sur le plan fonctionnel), et du fait aura tendance à vouloir vous « secouer » parce qu'il pensera que vous vous laissez aller. Ce n'est pourtant pas le cas, et la faiblesse musculaire est bien réelle.

La spasmophilie va apparaître lorsque le magnésium va chuter. L'angoisse ressentie durant cette phase, n'est pas que psychique. Il se passe réellement quelque chose dans votre corps qui va induire cette angoisse… Nous avons vu précédemment que si le corps manque de magnésium dans le sang, il va aller « pomper » spontanément celui qui se trouve dans la réserve des os. Pourquoi ? Parce que le magnésium dans le sang ne peut absolument pas chuter, sinon ce serait la mort immédiate. C'est pour cela que les personnes qui ont de l'ostéoporose ressentent aussi bien souvent de la spasmophilie. Donc, durant cette phase où le magnésium est pompé dans les os, c'est normal de ressentir une angoisse. Car inconsciemment, on sent que quelque chose ne tourne pas « rond ». Ce ressenti est plus affiné lorsqu'on ne reçoit pas de stimuli extérieurs. Ce sera donc dans un environnement plutôt calme, principalement en fin de journée, lorsque l'agitation diurne va retomber, que les premiers symptômes vont apparaître. Le plus souvent, cela peut se traduire par une peur de mourir subitement… Cette constatation va alors faire chuter un peu plus le magnésium, puisqu'on a vu précédemment que le stress psychique agissait dans ce sens. Et le cercle vicieux a déjà commencé de fonctionner…

Donc, cette prise de magnésium va stopper toutes ces sensations extrêmement désagréables, et ce, assez rapidement (de 5 jours à une semaine environ). Il ne faut pas oublier qu'en cas de carence importante, on peut aller jusqu'à des prises de 10 milligrammes par kilo. Et ces symptômes s'arrêteront d'autant plus vite. Ouf…

Mais continuons de faire le tour des effets bénéfiques du magnésium et de la vitamine B6 associés.

Dans les états de choc émotionnel et des chocs opératoires, il préviendrait les ruptures de métabolisme et rétablit celui-ci, ce qui permet de renforcer notre capacité à aborder les événements difficiles pour le psychisme, autant que pour le physique.

Dans l'hyperthyroïdie, ce serait un régulateur puissant, ce qui veut dire également que lorsqu'il y a hypothyroïdie, la régulation se fait de même…

Dans le rachitisme, tout comme lors de fractures, le magnésium activerait la phosphatase alcaline des os, car elle participerait à la minéralisation ainsi qu'à la fabrication du tissu osseux et du cartilage. Notre corps aurait la faculté de le transformer en calcium, d'autant plus que le magnésium est une aide à l'absorption du calcium. C'est pour cela qu'il n'est pas utile de prendre des compléments en calcium, car si l'on absorbe suffisamment de magnésium par jour, le peu de calcium que l'on trouve dans les aliments, est alors utilisé spontanément par notre corps, et acheminé là où il est le plus utile, c'est-à-dire vers nos os et nos dents. Car je le répète, on trouve assez facilement la plupart des vitamines et sels minéraux dans la nourriture… sauf le magnésium !

Dans l'insuffisance hépatique, il activerait les enzymes pour la régénération des sucres.

Dans la thrombose (obstruction veineuse), il activerait les thrombocytes, qui sont les meilleurs anticoagulants et les meilleurs anti-thrombiques, indispensables les derniers jours avant l'accouchement et les 2 semaines suivantes.

Tout le monde connaît les effets de la vitamine C sur l'organisme qu'elle renforce, lors des refroidissements, rhumes, etc. Eh bien, cette vitamine C ne serait active qu'en présence d'ions magnésium. De plus, la vitamine C fixe le fer dans l'organisme. D'où la nécessité de maintenir le taux de magnésium à un bon niveau sous peine d'une réaction en chaîne non souhaitable sur les autres éléments.

Avec l'âge, la teneur du sang et des cellules en magnésium tend à baisser. Le magnésium pris à doses régulières freinerait le vieillissement des cellules et éloignerait les radicaux libres.

Le chlorure de magnésium aide à la cicatrisation des plaies, car le corps réagit immédiatement en mobilisant des anticorps, des leucocytes, des microphages qui s'attaquent aux microbes, des macrophages qui s'attaquent aux gros éléments étrangers, tandis que les thrombocytes colmatent l'ouverture. Toute plaie devrait être traitée par voie externe avec le chlorure de mg.

Toujours avec le chlorure de magnésium (à raison d'un sachet de 20 gr pour un litre d'eau), une autre utilisation importante, est le traitement cytophylactique d'urgence (activation des moyens de défense), mais pas plus de 2 verres par jour (2 x 125 ml). Ceci doit déclencher une diarrhée, ce qui fera baisser la fièvre. Ne pas dépasser ce traitement au-delà de 5 jours. On peut continuer ensuite à raison de 50 ml le matin et le soir. Si au début la diarrhée est trop forte, réduire la dose. Ne pas s'inquiéter, il n'y a aucun danger. Cette dose anti-infectieuse est valable pour toutes les infections, même virales.

Lors de cancers, la prise de magnésium + B6 activerait le pouvoir phagocytaire des leucocytes. Pris préventivement, cela en prévient l'apparition par un usage régulier. En cas de cancer avéré, elle renforcerait le système immunitaire et donne un meilleur moral, ce qui peut influer très positivement sur le cours de cette maladie vers un plus prompt rétablissement.

Pour le système cardio-vasculaire, le magnésium aiderait à fluidifier le sang et à assouplir les vaisseaux, à calmer les nerfs, à empêcher la formation des athéromes (dépôt graisseux situé sur une partie de la paroi interne des artères). Il supprimerait l'angine de poitrine, régulariserait le rythme des battements du cœur, stimulerait le bon cholestérol, réduirait le taux de triglycérides… Autant d'effets bénéfiques en un seul élément, cela semble relever d'hypothétiques applications. Et pourtant… J'ai pu constater depuis 2007, début de la période où j'ai commencé d'en prendre, des effets assez surprenants… ainsi que chez les personnes à qui je l'avais conseillé.

******

DÉTERMINATION DU TAUX DE MAGNÉSIUM AVEC LES PRISES DE SANG

Attention ! On peut avoir une carence en magnésium sans le voir au niveau du dosage de magnésium dans le sang !

Petit rappel : il y a deux sortes de prises de sang pour déterminer le taux de magnésium. La plus simple, la prise de sang sérique ou plasmatique, comme son nom l'indique, détermine le taux de magnésium dans le sang. Mais on a vu précédemment que le corps régulait sans cesse spontanément ce taux de magnésium dans le sang, sous peine, lorsqu'on en manque, de mort immédiate. Donc en réalité, ce taux de magnésium sérique est normalement assez stable et faire une prise de sang de cette nature, ne sert pas à grand-chose.

Il vaut mieux voir l'état du taux de magnésium dans les réserves du corps, c'est-à-dire dans les cellules où il se trouve à 34% de la totalité des réserves. Comme je l'ai dit précédemment, concernant les taux de magnésium dans le corps : 34 % sont dans les cellules, 1 % dans le sang, et 65 % dans les os et les dents. Pour cette dernière localisation, il n'est bien sûr, pas dosable lors d'une prise de sang.

Mais les 34 % dans les cellules sont dosables avec une prise de sang érythrocytaire. L'analyse de celle-ci ne se fait pas dans un laboratoire commun de proximité, mais dans d'autres plus spécialisés, et centralisés dans les grandes cités. Par contre, tous les laboratoires de proximité peuvent prélever le sang, mais il faut bien préciser pour une « prise de sang érythrocytaire ». Ils font alors le prélèvement, puis l'envoient eux-mêmes dans un laboratoire spécialisé qui procédera à l'analyse.

Il n'est pas indispensable d'être à jeun pour cet examen, mais il faut penser à mentionner au laborantin ou infirmier, les éventuels traitements en cours, qui pourraient influencer les résultats. Vous pouvez faire cela facilement, sans prescription médicale, et le coût n'est pas trop onéreux (environ 12 €).

Le Docteur P. Véret explique cette différence entre prise de sang plasmatique et érythrocytaire, dans son livre "la spasmophilie vaincue" aux Éditions du Rocher. Pour lui, le magnésium est le meilleur médicament à utiliser dans la spasmophilie. Tout comme le Docteur Jean-Paul Curtay dans son livre « Fibromyalgie », il va chercher un peu plus loin que dans "la tête" de ses patientes pour expliquer la source de ces 2 maladies. Car bien sûr, la spasmophilie est une maladie qui touche plus de femmes que d'hommes, pour les raisons expliquées dans un des chapitres précédents (grossesses, allaitement, stress post-natal...).

Le Docteur P. Véret relate même, qu'entre 1915 et 1942, Pierre Delbet (médecin et chirurgien français entre 1889 et les années 1930) fit plusieurs interventions à l'Académie de Médecine pour souligner la déficence en magnésium dans l'alimentation. Il tirait des conclusions concernant la prévention du cancer, car il avait été remarqué que les cancers occasionnait une perturbation métabolique du magnésium. Toujours selon le Dr. P. Véret, l'étude du rôle du magnésium n'est reprise que vers 1964, aux USA par Seeling.

Comme je l'avais déjà abordé précédemment, les études sur le magnésium ne sont pas récentes, et il est très dommage qu'elles aient été abandonnées ensuite en partie... Que de temps perdu ! Mais sans doute qu'à cette époque déjà, les vrais chercheurs avaient la vie dure, et tout ce qui sort du contexte approuvé par Big Pharma, est considéré à tort comme travaux négligeables...

INTERACTION AVEC DES MÉDICAMENTS

La prise de suppléments de magnésium réduirait l'absorption des antibiotiques de la famille des tétracyclines. La prise de suppléments de magnésium peut nuire à l'absorption des bisphosphonates (alendronate et étidronate), utilisés contre l'ostéoporose. Dans tous les cas, il est conseillé de prendre les suppléments de magnésium loin des autres médications. Les prendre alors à deux heures d'intervalle.

Certains prétendent que le calcium inhibe l'absorption du magnésium. Il est vrai qu'il y a concurrence entre ces deux minéraux au site d'absorption dans l'intestin. Cependant, le corps a besoin des deux minéraux et il est en mesure d'absorber chacun d'eux en quantités adéquates. Mais généralement, comme je l'ai dit, sauf en cas d'ostéoporose, il n'est pas nécessaire de faire de supplémentation en calcium, car les laitages absorbés, l'eau, les légumes, en contiennent suffisamment pour pourvoir à la dose journalière.

Si vous suivez un traitement à l'amiloride (un diurétique), consultez votre médecin avant de prendre un supplément de magnésium : cette combinaison peut provoquer un taux de magnésium trop élevé dans l'organisme. Mais en règle générale, les personnes souffrant de problèmes rénaux, devraient consulter leur médecin avant de commencer un traitement à base de magnésium. Également, en cas de maladie diabétique ou cardiovasculaire, un suivi par un professionnel de la santé est nécessaire.

DANS QUELS ALIMENTS TROUVER LE PLUS DE MAGNÉSIUM ?

La meilleure solution pour absorber le magnésium sans problème d'assimilation, ou d'interaction, reste bien sûr par l'alimentation. En dehors des fruits et légumes crus qui, on l'a vu, n'en contiennent pas assez, on va explorer d'autres sources naturelles possibles. Ce qui permettra de diminuer un peu le magnésium sous forme de compléments alimentaires, mais pas de le supprimer, hélas…

Tout d'abord, au-delà de la croyance populaire qui dit de manger du chocolat pour absorber du magnésium, il faut savoir que ce n'est pas la tablette de chocolat qui contient du magnésium, ou très peu, mais la graine de cacao elle-même, et à l'état pur. Car le chocolat contient principalement de la matière grasse végétale et animale.

À titre indicatif, pour 100 grammes de chocolat noir, soit une demi-tablette, il y a 45 % à 59 % de cacao, et environ 146 mg de magnésium, ce qui fait 292 mg pour une tablette complète. Ce qui n'est pas tout à fait la dose journalière pour une personne de 50 kilos.

Concernant le chocolat au lait, il n'y a que 63 mg de magnésium pour 100 grammes de chocolat, soit 126 grammes pour une tablette. Par contre, en plus, il y a de la matière grasse animale. Oups ! Si vous êtes un adepte du pèse-personne tous les matins, votre tablette de chocolat va peser très lourd sur votre moral…

Continuons avec le chocolat blanc. Celui-ci contient 12 mg de magnésium pour 100 grammes, soit 24 mg pour une tablette. Mais avec beaucoup plus de matière grasse végétale et animale…

Voici ci-dessous, la composition approximative du chocolat à 60 % de cacao :

- 25 % de la fraction non grasse de la masse de cacao,
- 25 % de beurre de cacao contenu dans la masse,
- 10 % de beurre de cacao ajouté,
- 40 % de sucre.

Pour du chocolat à 55 % de cacao :
- 25 % de la fraction non grasse de la masse de cacao,
- 25 % de beurre de cacao contenu dans la masse,
- 5 % de beurre de cacao ajouté,
- 5 % de matière grasse végétale,
- 40 % de sucre.

Que ce soit pour l'un ou pour l'autre, il y a quand même beaucoup de matières grasses végétales, ajoutées ou contenues dans la masse de cacao. Et je ne parle pas du chocolat au lait qui contient en plus des matières grasses animales…

Cet engouement pour le chocolat, c'est aussi parce qu'il a la réputation d'être un antidépressif. On pourrait penser que c'est grâce au magnésium contenu dedans qui agirait comme un anti-stress, mais ce n'est pas que cela. Cette vertu provient de la présence du cacao qui contient des molécules proches des endorphines : la phényléthylamine (1,2 mg pour 100 gr de chocolat), la sérotonine (0,8 mg), la tyramine (1 mg), la tryptamine (0,5 mg) et le tryptophane, précurseur d'endorphines. Les endorphines sont des substances naturelles, sécrétées par notre propre corps, qui possèdent des propriétés euphorisantes et psychostimulantes.

Alors, si vous voulez faire le plein de magnésium avec du chocolat, vous allez vous sentir complètement euphorique sur le moment sans doute. Mais après une nuit de sevrage, lorsque vous allez monter sur la balance le lendemain matin, vous perdrez certainement votre zen attitude. Pour ne pas dire : vous friserez l'hystérie, en découvrant les kilos qui se seront invités gentiment à votre insu. Si, si, je vous l'assure... Je l'ai testé pour vous. Parce que contrairement à ce que vous pouvez penser en lisant tout ceci, j'adore le chocolat ! Alors un petit carré pour le plaisir, ça va. Trois carrés et plus, bonjour les dégâts !

Par contre, pour 100 grammes, le cacao pur dégraissé contient 420 mg de magnésium. Mais il est amer au goût. C'est pourtant celui-là qu'il faudrait utiliser, car le cacao est réputé avoir beaucoup d'autres propriétés, en plus de ces molécules proches des endorphines.

On peut trouver très facilement de la poudre de cacao pure en grandes surfaces et en boutiques diététiques. Préférez le cacao bio, dilué dans du lait de soja chaud. Hum !! Et régalez-vous ! Par contre, vous ne mettrez jamais 100 gr de cacao dans votre bol au petit déjeuner, donc vous n'aurez pas 420 mg de magnésium en stock pour votre journée à venir... Cela ne fera jamais votre quota quotidien. Une alimentation variée et choisie permettra de le compléter. Mais vous arriverez quand même avec difficulté à avoir votre dose quotidienne nécessaire. Il faudra malgré tout, si vous avez une vie trépidante ou que vous êtes déjà bien carencé, compléter avec du magnésium avec vitamine B6 en comprimés. Pour ceux qui n'ont pas de carence particulière, une cure au printemps et en automne, serait suffisante, en tenant compte du fait que les besoins journaliers avance avec l'âge.

Voyons malgré tout ce qui peut contenir le plus de magnésium dans notre alimentation (d'après le livre « Vitamines, sels minéraux, oligoéléments » par le docteur Philippe Dorosz, lauréat de l'Académie Nationale de Médecine, éditions Maloine).

Aliments riches en magnésium, en milligrammes pour 100 gr :

Cacao à 90% en poudre 420 mg
Bigorneaux 410 mg
Germe de blé 400 mg
Noix de cajou 267 mg
Amandes 255 mg
Farine de soja 250 mg
Conques 246 mg
Noix du Brésil 225 mg
Sarrasin 220 mg
Cacahuètes 170 mg
Haricots secs, fèves 160 mg
Noisettes 140 mg
Noix et flocons d'avoine 130 mg
Maïs 120 mg
Bettes 110 mg
Bananes séchées et riz brun 105 mg
Pain complet, lentilles, palourdes 90 mg
Figues sèches 80 mg
Dattes 70 mg
Noix de coco, épinards, clovisses, crabe, crevettes 50 mg.

Mais je ne peux pas clôturer ce chapitre sur les aliments qui contiennent le plus de magnésium, sans vous parler des légumes fermentés.

En effet, le fait de laisser fermenter les légumes dans du sel de mer, contribue à recharger les aliments en minéraux et donc en magnésium. Car le sel gris de mer en contient naturellement. De plus, cela amène des probiotiques et au niveau digestif et intestinal, cela assure un bon métabolisme à tout le corps.

En effet, il faut prendre un légume cru et râpé, le mettre dans un bocal avec un peu de sel (entre 2 et 4 % de sel pour un poids donné de légumes, soit entre 20 à 40 gr de sel pour 1 kg). Dans tous les cas, ne pas mettre moins de 1%, car les légumes se conserveraient mal et deviendraient mous très rapidement ; et pas plus de 4%, car à ce dosage-là, la lactofermentation sera un peu plus longue. Cependant, les légumes seront croquants plus longtemps. Laissez-le fermenter quelques jours jusqu'à ce que l'eau (le jus) cesse de s'échapper du bocal (ne pas trop le remplir au préalable), cela permet de "redonner vie" aux nutriments contenus dans les légumes. De plus, ces légumes peuvent se conserver ainsi plusieurs mois. Cette lactofermentation permet de trouver ce qu'il nous manque d'une manière assez aisée (1 cuillère à soupe 1 à 2 fois par jour avec des salades ou autres préparations chaudes, sans y faire cuire, à rajouter simplement dans l'assiette avant de manger), Il suffit alors de compléter journellement avec des compléments alimentaires si on a une grosse carence, voire de les remplacer pour une cure d'entretien. Plusieurs légumes se "lactofermentent" sans problème : l'ail, l'oignon, le chou blanc lisse ou frisé, les carottes. Il en existe bien d'autres, mais ce sont ceux qui sont le plus faciles à intégrer à notre nourriture quotidiennement. Pour l'ail et l'oignon, n'en mettez qu'une partie d'une cuillère à café par repas (et non pas 1 cuillère à soupe). L'ail est d'ailleurs beaucoup plus digeste ainsi, pour ceux qui ne le digèrent pas frais.

On peut faire la même chose avec des graines de soja que vous aurez fait germer vous-même. Et dans ce cas-là, vous aurez un maximum de vitamines ! Et c'est une bonne solution pour les conserver, car lorsqu'on fait germer des graines, on en fait toujours trop, et comme elles continuent de pousser alors qu'on en mange un petit peu chaque jour, elles finissent par avoir une tige un peu dure et ce n'est pas très agréable à manger.

Voici comment procéder : râper votre légume, le mettre dans un grand saladier après l'avoir pesé. Ajouter de 2 à 3 % de gros sel gris, bien mélanger et laisser reposer quelques heures. Le légume va perdre un peu de son volume en commençant de se cuire par le sel (la fermentation), un peu comme une salade verte qui serait restée un peu trop longtemps dans la sauce. Bien mélanger en plusieurs fois. Puis tasser dans un bocal avec joint caoutchouc jusqu'à 2 à 3 cm du bord, en mettant par-dessus une feuille de chou coupée à la dimension du couvercle. On peut se servir aussi d'un bocal à confiture. On peut rajouter aussi avant de fermer le bocal, une feuille de cellulofrais. Cela épargnera aussi le joint en caoutchouc ou le couvercle en métal car le sel les oxyde. Au bout de quelques jours, la fermentation va se faire et l'eau du légume va déborder par le couvercle. C'est un processus normal. Attendre que le jus ne refoule plus par le couvercle, rouvrir le pot, retasser un peu le chou en appuyant sur la feuille coupée au diamètre du couvercle et rajouter de l'eau salée en proportion de 20 à 30 gr par litre d'eau, afin de recouvrir les légumes. Vous pouvez mettre par-dessus un petit trognon de chou ou bien une carotte coupée dans la longueur pour tasser les légumes et les maintenir toujours sous le niveau de l'eau salée une fois le couvercle fermé, sinon ils moisiraient.

Vos légumes peuvent se conserver plusieurs mois. Les surveiller néanmoins de temps en temps par transparence, sans ouvrir les bocaux si vous ne voulez pas les consommer tout de suite.

Pour les utiliser, vous pouvez consommer avec une salade verte, auquel vous rajoutez une cuillère à soupe de chou fermenté bien essoré, quelques noix émiettées, des raisins secs, des petits carrés de fromage, œufs durs émiettés également, et encore bien d'autres choses au gré de votre fantaisie ! Cela fera une salade composée absolument délicieuse et nutritive !

*****

EXPÉRIENCE D'UNE CARENCE…

Cela fait maintenant plus de 15 ans que je prends une supplémentation en magnésium régulièrement tous les jours. Avant cela, je suis tombée progressivement dans une carence très prononcée. Cela a commencé vers l'âge de 17 ans lorsque, à la suite d'un accident de la route, j'ai eu une fracture de la jambe droite. Le cal a mis très longtemps pour se reformer autour de la fracture, et au lieu d'être plâtrée 3 mois comme on me l'avait dit initialement, j'y suis restée environ 8 mois.

Je me rappelle également que durant cette période, j'étais plutôt stressée, dormant très mal avec réveils fréquents dus à des cauchemars, de longues insomnies. Suite à un accident, cela pouvait sembler très normal. Mais ce cal qui ne s'est formé que très lentement l'attestait bien, puisqu'on sait que le magnésium fixe le calcium dans l'organisme. Je mangeais pourtant des laitages, fruits, et légumes d'une manière normale, et en plus je prenais un complément alimentaire qui est un médicament homéopathique indiqué pour la consolidation des fractures, notamment.

Mais malgré cela, cette consolidation de fracture a duré plus qu'elle n'aurait dû. Par la suite, lorsque j'ai été déplâtrée, je me rappelle qu'une forme de stress était toujours présente, et ce n'était sans doute pas seulement dû à un contexte familial un peu spécial…

Je continuais régulièrement à faire des cauchemars, à être stressée, angoissée. Dans cette période-là et même bien avant cet accident, l'un de mes 2 parents, très dogmatique, me parlait sans cesse de Dieu, du diable et de l'apocalypse. On peut rêver mieux comme environnement, car je me suis posée beaucoup de questions et cela a commencé d'engendrer en moi une angoisse existentielle, et pendant encore de longues années après. L'hospitalisation de 40 jours qui a suivi l'accident, m'a permis de m'éloigner de ce parent, et j'en étais plutôt contente d'ailleurs. Par contre, je me refermais dans ma coquille lorsque je recevais sa visite à l'hôpital. Puis je culpabilisais ensuite d'avoir ainsi ces sentiments de rejets… Après ma sortie, je suis retombée dans ce contexte familial, et la convalescence m'a semblé longue, car il m'était difficile de m'en échapper. Le manque de magnésium a dû commencer à ce moment-là, et le stress physique, doublé de ces stress psychologiques plus anciens, a creusé la carence.

Durant 2 ans environ après l'accident, j'ai continué mes cauchemars, mes insomnies, avec des sensations étranges qu'on me suivait dans le noir, des ombres menaçantes. Dans un demi-sommeil, je voyais des figures grimaçantes lorsque je m'endormais, avec l'impression d'être épiée. Je vivais dans une angoisse quasi permanente, pour ne pas dire dans la terreur, dès que le jour tombait… Je ne voulais surtout pas en parler à mes parents, par peur de retomber dans les griffes du parent dogmatique dont j'essayais de me détacher, qui aurait vu là, une bonne occasion d'alimenter ses litanies…

Puis j'ai rencontré mon futur mari. Il pourrait d'ailleurs attester de mes problèmes psychiques au début de notre mariage, car je lui en avais parlé. Sa présence me rassurait aussi.

En fait, ce stress n'est passé que pendant la grossesse de mon premier enfant. À un moment donné, je ne me sentais plus seule, comme si sa présence en moi, éloignait les autres, indésirables.

Par contre, après la naissance, si les problèmes d'ordre psychique se sont arrêtés, c'est plutôt sur un plan physique que cela a continué, principalement au niveau des dents. Moi, qui n'avais jamais eu de problème particulier avant, je suis allée de nombreuses fois chez le dentiste, et en avant les plombages au mercure ! À cette époque, on ne savait pas que cela était nocif.

Je ne dormais pas très bien, mais en même temps, après une naissance, cela était un peu normal, car je me réveillais fréquemment pour le bébé. Je ne me souviens pas de périodes particulièrement dépressives, mais avant la naissance, j'ai été tellement perturbée par tous ces cauchemars, angoisses et terreurs, que je pouvais considérer que j'allais mieux de ce côté-là après. Si j'ai eu une quelconque dépression postnatale, elle est passée inaperçue. Par contre, j'ai voulu allaiter mon fils, puisque j'avais du lait en quantité, mais je me suis vite rendu compte qu'il ne grossissait pas assez, sa courbe de poids étant largement en dessous de ce qu'elle aurait dû être. Et non seulement il ne grossissait pas, mais il continuait à se réveiller toutes les 3 heures pendant au moins 4 mois, criant sa faim que je ne pouvais rassasier bien malgré moi. Lorsque je l'ai passé au lait maternisé, j'ai vu la courbe du poids remonter rapidement, et il arrivait enfin à passer ses nuits. Heureusement que je n'ai pas voulu écouter ce médecin de la vieille école qui ne souhaitait pas me faire passer mon lait. Selon lui, je devais être une bien mauvaise mère qui refusait ainsi de nourrir son enfant…

En fait, et je l'ai compris bien après, mon lait n'était pas assez nourrissant du fait que j'avais déjà une carence régulière bien avant ma grossesse...

Pour mon 2e enfant, j'ai eu la sagesse de compléter une fois sur 2 par du lait maternisé. Ainsi ma fille n'a pas souffert de mes carences, et cela privait un peu moins mon propre organisme. Du même coup, je ne voyais plus ce médecin aux méthodes d'un autre âge, qui avait enfin pris sa retraite. Par contre, pour mon 3e enfant, je me rappelle que j'étais excessivement fatiguée, notamment lorsqu'il fallait que je monte mes escaliers pour aller aux chambres à l'étage, à tel point que j'avais peur de tomber avec mon bébé dans les bras. Il faut dire aussi que durant ma grossesse, on avait emménagé dans une maison encore en travaux, et ceux-ci se sont d'ailleurs poursuivis après la naissance.

Donc, sur une période de 8 mois environ, avec une interruption de 3 mois avant la naissance, pour reprendre juste après celle-ci, entre 2 biberons, je me voyais coller de la tapisserie aux murs, passer du vernis sur la frisette de plafond et les autres boiseries, ou poser de la moquette dans les chambres de nos 2 aînés. D'ailleurs, mon lait s'est coupé naturellement à la sortie de la maternité où j'avais une vie moins trépidante. La preuve que mon organisme ne fonctionnait pas au mieux de ses possibilités, car j'en avais déjà largement abusé. Bien sûr, les médecins de cette époque ne parlaient jamais de donner une supplémentation en magnésium. Cela n'était pas à l'ordre du jour. Et d'ailleurs, même maintenant, ils ne sont pas nombreux à y penser…

Ainsi, progressivement, la carence s'est installée. Si sur le plan psychique cela allait plutôt bien, sur le plan physique, ça l'était moins et c'était sans doute très normal que je sois fatiguée.

Lorsque sur le plan physique, les éléments se sont un peu calmés et que nous étions enfin bien installés dans notre décor, je suis devenue asthmatique quelques mois après, car la maison (une ancienne grange) contenait des poussières de foin et j'y étais allergique sans le savoir. Juste avant cela, je me suis fait vacciner contre le tétanos. Mon seul et unique vaccin de toute ma vie, puisqu'à l'hôpital, suite à ma fracture de la jambe, on m'avait fait juste un sérum antétanique. Du coup, avec l'apparition de mon asthme, je n'en ai jamais refait d'autres... ne sachant pas si c'était une conséquence à la poussière de foin, ou bien une suite au vaccin... sans doute les deux en fait...

À partir de ce moment-là, j'ai commencé les bronchodilatateurs, d'abord sans cortisone, puis par la suite, avec cortisone inhalée. Cela a eu pour effet de me faire baisser mon taux de potassium dans le sang, et lorsqu'un déséquilibre se crée, cela amène un stress physique et le taux de magnésium chute également.

Progressivement, au fil des mois et des ans, j'ai vu revenir mes insomnies et mes angoisses. J'avais beaucoup de mal à digérer, notamment la viande rouge, me donnant après l'ingestion, la sensation d'avoir une pierre dans l'estomac durant de longues heures. J'avais une très grande fatigue physique, douleurs musculaires au niveau des bras, dos, jambes sans faire d'efforts particuliers. J'ai appris plus tard que c'était de la fibromyalgie. Bien sûr, comme tout ce qui touche aux muscles, j'avais aussi des crampes fréquentes, particulièrement la nuit où elles me réveillaient, avec des sursauts. Cela était accompagné aussi de spasmophilie avec fourmillements dans les extrémités, et une angoisse qui commençait en fin de journée, et les heures nocturnes me semblant particulièrement terrifiantes, je ne m'endormais pas avant 4 heures du matin. J'avais des palpitations et des extra-systoles (le cœur manque un battement, puis reprend plus fort le battement suivant) ce qui donne l'impression qu'il va s'arrêter, et cela aussi bien de jour que de nuit, ce qui augmentait encore mes angoisses.

Au niveau des dents, c'était une catastrophe. Durant les années qui ont suivi, certaines se sont dévitalisées toutes seules, d'autres se cassaient facilement. Côté cheveux, ils étaient plats, ternes, mous. Les ongles se dédoublaient, voire se détriplaient, et étaient mous également avec des stries blanches.

Avec la fatigue physique apparaissait une sensation de gorge serrée. Par ailleurs, je ne supportais pas d'avoir un bracelet de montre, j'avais l'impression que cela me coupait la circulation sanguine, avec une sensation d'engourdissement dans le bras. D'ailleurs, la nuit, si par malheur j'avais le bras un peu trop replié, cela me réveillait en sursaut (lorsque j'arrivais enfin à m'endormir sur le matin), et il me fallait le manœuvrer un peu, le replier, déplier plusieurs fois avant que la circulation ne revienne.

J'avais aussi de fréquents maux de tête, à la suite de cervicalgies qui arrivaient on ne sait d'où et sans avoir fait de faux mouvements pourtant.

Côté mental, comme je dormais mal ou très peu la nuit, j'avais fréquemment des absences, troubles de la mémoire et de la concentration. Côté émotionnel, la fatigue extrême engendrée par ces troubles perpétuels qui me laissaient sans repos, me donnait de l'impatience et de la colère aussi... Et là, pour le coup, j'avais le moral dans les chaussettes et une forme de dépression latente s'est installée progressivement.

Comme je me soignais par l'homéopathie et que j'avais un livre sur les oligo-éléments, j'essayais de me soigner avec cela. Mais quand il y a une carence, il manque vraiment quelque chose dans notre corps, et ce n'est pas l'homéopathie qui peut l'apporter. Et c'était d'ailleurs mon sentiment, j'avais l'impression de manquer de quelque chose, mais de quoi ? Je ne savais pas. Mon livre sur les oligo-éléments m'avait bien dit que je manquais de magnésium. J'avais donc essayé les boites d'ampoules jaunes trouvées en pharmacie dont je tairais le nom du laboratoire. Cela n'y faisait rien malheureusement, car sur la base du principe de l'homéopathie, c'est très peu dosé. Et en cas de carence avérée, cela n'était pas suffisant.

J'avais vu des médecins qui m'ont fait des analyses de sang, mais pas celles concernant le magnésium. Bien sûr, ils n'ont rien trouvé et c'est là où je me suis entendu dire par l'un d'eux « c'est dans votre tête madame...). Charmant, rassurant... On se sent petit à petit sombrer dans un gouffre sans fond... et petit à petit, effectivement, on se sent devenir fou, puisque de toute façon, il parait que c'est dans la tête que ça ne va pas...

Cette situation s'est donc dégradée progressivement entre la naissance de mon 3e enfant, en 1984 et 2007, année de la découverte de l'élément magnésium, soit 23 ans...

Car un jour, ô miracle ! en faisant mes courses dans une grande surface, au rayon complément alimentaire, je vois des boîtes de magnésium avec la vitamine B6. Sur ce que j'avais lu dans mon livre sur les oligoéléments, on ne parlait pas de cette association magnésium-B6. Je retourne donc la boîte pour voir la composition, et là, je suis fortement surprise par le taux de magnésium que contenait un seul cachet : 300 milligrammes, ce qui était censé représenter la dose journalière. Cela était largement supérieur (100 à 200 fois) aux dosages que je pouvais voir sur les boîtes jaunes d'ampoules, d'où ma surprise. J'achète une ou deux boîtes pour essayer.

Je commence donc d'en prendre le jour même. Et là, je me rends compte que je ne suis plus angoissée en fin de journée, comme d'habitude. Par contre, cela revient un peu plus tard dans la soirée, la spasmophilie avec les fourmillements et les angoisses, et je reprends un autre comprimé de magnésium-B6. À nouveau, je ressens un bienfait quasi immédiat, mais dans la nuit, cela revient. J'en reprends donc encore un autre. En tout et pour tout, j'en prends 3 la première journée, et 5 le lendemain. Cela me fait presque peur, car sur la boite, il est noté que la prise journalière doit être de 300 mg, et j'en prends 5 fois plus ! Mais en même temps, cela me fait tellement de bien sur le plan psychique autant que physique, que je continue en culpabilisant pourtant. Je me sens accro, comme à une drogue. Lorsque je retourne faire des courses dans une grande-surface, j'en prends autant de boites que je peux en trouver dans le rayon, car j'avais déjà tellement peur d'en manquer…

Je fais des recherches sur internet pour comprendre cette énorme différence de dosage. Et c'est là que je vois qu'il faut quotidiennement 6 milligrammes par kilos de poids (alors qu'avec les oligoéléments, j'en étais bien loin !), mais aussi qu'en cas de grosse carence, on peut pousser jusqu'à 10 mg par kilo. Cela me rassure un peu, d'autant que je vois aussi que lorsqu'on a refait son stock de magnésium intérieur, l'excédent part par les intestins, il n'y a pas de risques de surdosage.

Au bout de 5 à 6 jours, c'est d'ailleurs ce qui m'arrive. La fonction intestinale étant un peu trop active (sans parler vraiment de diarrhée), je baisse alors un peu le dosage et continue avec 4 comprimés, puis 3 dans les jours suivants.

Mais les effets sur mon organisme sont fabuleux ! Cela faisait très longtemps que je ne m'étais pas sentie aussi bien ! J'ai l'impression de revivre, de renaître, je retrouve de l'énergie. Mon sommeil redevient normal, je n'ai plus ces angoisses et ces terreurs qui me faisaient me réveiller en sursaut, avec le palpitant qui monte à 120 à la minute sans raison apparente… Excès de vitesse assuré ! Mais sans avoir mis le pied sur l'accélérateur, et sans pouvoir trouver la pédale de frein…

Au niveau de la digestion, cela me semble miraculeux. Plus de lourdeurs digestives qui n'en finissent pas, je mange de tout, peut-être même un peu trop, ce qui va me faire reprendre du poids. Mais en même temps, je me sens tellement mieux que je ne culpabilise pas du tout. Tant pis pour les kilos en trop !

Les douleurs musculaires, fibromyalgie, spasmophilie s'en sont allées. Au bout de plusieurs mois de ce traitement, mes cheveux reprennent du volume, mes ongles ne se dédoublent plus (mais il a fallu plusieurs années pour qu'ils commencent à durcir un peu). Au niveau de la peau, je constate avec stupéfaction qu'elle est plus lisse, plus tendue, moins relâchée. Un test cutané à faire est le suivant : il faut pincer la peau du dos de la main gauche entre le pouce et l'index de la main droite (ou l'inverse si vous préférez) et relâcher immédiatement. Lorsqu'on ne manque pas de magnésium, la peau se retend immédiatement. Lorsqu'on en manque, le pli pris entre le pouce et l'index perdure sur le dos de la main gauche, du moins jusqu'à ce qu'on en actionne les doigts. Mais cela était visible à l'œil nu sur d'autres parties du corps, cette impression d'être moins « fripée »… Encore un bon point pour le moral.

Les idées étaient plus claires, j'arrivai mieux à me concentrer, je me sentais comme libérée d'un gros poids. Mon asthme et mes allergies étaient toujours là, mais dans une moindre mesure, et la prise de magnésium m'a quand même permis d'en clarifier l'origine. Plus du tout de crampes la nuit, et donc plus de réveil en sursaut non plus. Je me suis sentie vraiment renaître !

******

D'AUTRES EXPÉRIENCES…

Bien sûr, voyant les effets positifs sur mon propre organisme, j'ai commencé d'en parler autour de moi. Certaines personnes étaient intéressées, d'autres pas… car après tout je ne suis pas médecin, pourquoi aurais-je une plus grande connaissance qu'eux de tout cela ? C'était le cas de ma propre mère qui étant à fond une adepte de l'homéopathie, ne voulait pas admettre d'autres médications. C'est d'ailleurs bien dommage pour elle parce qu'ayant subi une première opération de la hanche (prothèse en titane) en 2008, elle a eu après cela des vertiges accompagnés de grande fatigue. Je lui avais acheté du magnésium + B6, mais habitant à 40 Km d'elle, je ne pouvais superviser ses prises, et bien sûr, elle ne les prenait pas… Ce malaise a donc duré plusieurs mois, tant et si bien qu'elle a purement et simplement refusé de se faire opérer de la 2e hanche qui aurait dû être faite de 1 à 2 ans après la première. Elle marche tellement mal qu'en 2016, donc 8 ans après la première opération, elle chute chez elle et ne peut plus habiter seule. Je la prends chez moi en attendant de trouver une autre solution, car étant de plus en plus handicapée (nous avons des escaliers et les chambres sont à l'étage), il lui est impossible de monter et nous sommes obligés d'installer son lit dans notre salle à manger… Une solution qui ne pouvait qu'être de dépannage, mais qui a durée quand même plusieurs mois… Pas top pour la vie sociale…

Puis j'arrive à la faire entrer dans une maison de retraite, et sur la même lancée, j'arrive également à la décider à se faire opérer. On est en 2018, donc 10 ans après la première hanche, le cartilage autour de l'os du fémur est quasi inexistant tant il est usé, et à chaque mouvement, on entend un craquement sinistre accompagné de grandes douleurs. Le chirurgien me dit qu'il est plus que grand temps, d'autant que la radio de la hanche a révélé que le genou du même côté est en train de prendre le même chemin… Mais pendant l'opération, ses os étant devenus cassants par manque de magnésium sans doute, lorsque le chirurgien a inséré la prothèse en titane, cela a provoqué une fracture du fémur... Il ne manquait plus que cela ! Et cela lui a valu 2 mois d'hospitalisation en plus. Après sa sortie, de retour à la maison de retraite, je lui fais prendre régulièrement et journellement du magnésium-B6 avec l'accord des infirmières de l'établissement, heureusement plutôt ouvertes aux remèdes parallèles. À 92 ans, elle récupère bien. Mais par ailleurs, avec les prises de magnésium, elle n'a pas eu ses fameux vertiges et fatigues comme lors de la première opération. Et surtout, après quelques mois, elle ne se plaint plus du tout de son genou. Est-ce que par miracle le magnésium aurait aussi stoppé ou du moins freiné la détérioration du cartilage ? Pour le savoir, il faudrait faire une radio. N'ayant plus de douleurs, (elle ne prend plus aucun antalgique au lieu de 6 à 8 paracétamols à 500 milligrammes par jour avant l'opération), il serait inapproprié d'en faire une, les radiations étant plus ou moins nocives. Elle a maintenant 95 ans, et après tout, si ça peut continuer comme cela, c'est aussi bien.

Mais le plus drôle, c'est que depuis l'opération de sa hanche, son organisme ne « pompant » plus de magnésium pour pallier à la déficience de l'os, son corps bénéficie de l'apport de magnésium à d'autres endroits (dont le genou très probablement puisqu'elle n'a plus de douleurs). C'est ainsi que j'ai vu repousser ses cheveux sur le sommet du crâne, là où il n'y en avait plus depuis très longtemps. Bien sûr, cela reste très clairsemé, mais quand même…

Le magnésium renforce aussi le système immunitaire. Cela s'est connu pour elle lorsqu'en avril 2019, plusieurs résidents de l'Ehpad ont contracté le virus d'une gastro-entérite. Bien sûr, cela a fait le tour de l'établissement, et également parmi le personnel soignant. Mais alors que pour tous, les symptômes duraient la semaine complète avec de la fièvre (et pour quelques résidents, ils ont même rechuté une 2e semaine après un pseudo-rétablissement, d'après ce que m'a dit une infirmière), pour ma mère, cela a duré en tout et pour tout, 2 jours sans fièvre et sans rechute. Le virus a sans doute été éliminé dès les premières diarrhées, ou bien son organisme s'est immunisé très rapidement. Comme l'organisme fonctionne mieux du fait que le magnésium comble les carences, le système immunitaire a moins de mal à s'imposer contre les virus et bactéries. Attention ! Je ne dis pas que les virus et bactéries n'attaqueront jamais un organisme qui prend régulièrement du magnésium, mais seulement que celui-ci aura beaucoup plus de facilité à les combattre, si par ailleurs, il n'y a pas d'autres dysfonctionnements. En période de Covid-19, cela peut être un atout de première ligne, si l'alimentation est saine, exempte de gluten qui encrasse même les organismes qui semblent bien le tolérer, et sans trop consommer d'aliments sucrés, de graisses animales, de tabac, d'alcool, etc. D'ailleurs, j'avais entendu dire, après le début de la covid, qu'il fallait des apports de vitamine D et de magnésium également, donc de la vitamine B6 aussi, puisqu'elle fixe le magnésium, comme nous l'avons vu précédemment.

À ce propos, j'ajouterai que j'avais commencé ce livre bien avant son apparition fin 2019-début 2020, mais que je l'avais laissé en suspens suite à un événement familial en 2017...

Avec la prise régulière de magnésium, cette période covid s'est donc passée sans encombre pour les miens et moi-même, mère, mari, enfants et petits-enfants, alors qu'il y avait plusieurs cas autour de nous, et ce, en plusieurs fois. D'ailleurs depuis 2017, nous en prenions constamment suite au décès de notre fils aîné, car cela avait engendré en nous un stress monumental, dans des conditions physiques très éprouvantes, parce qu'en plus, fin 2016, avant son passage en maison de retraite et après sa chute chez elle, j'avais ma mère handicapée à la maison totalement à ma charge... Donc à chaque fois que nos petits-enfants contractaient grippe ou gastro à l'école, nous l'attrapions aussi (y compris ma mère qui avait alors 93 ans), mais toujours d'une manière modérée, avec 1 ou 2 jours avec peu ou pas de fièvre et divers petits symptômes nécessitant un peu de repos et une petite diète, mais sans plus... Par contre, pour la covid, nous n'avons jamais rien ressenti. Immunisés ou asymptomatiques ? On ne le saura jamais, d'autant plus que l'on prenait également des huiles essentielles en préventif à chaque fois que l'on côtoyait quelqu'un de l'extérieur.

D'ailleurs, à la rentrée 2021, 2 classes de l'école de nos petits-enfants ont fermé pour cause de Covid, dont l'une où était notre petit-fils, qui l'a d'ailleurs attrapé (fièvre, toux, nez qui coule quelques jours). L'une de ses sœurs l'a eu aussi à sa suite, avec les mêmes symptômes. Ils n'ont pas eu plus de problèmes que cela, mais surtout, ayant été avisé par notre fille que c'était la Covid, nous avons donc tous pris, en plus du magnésium, des huiles essentielles recommandées pour les états grippaux. Cela était sans doute plus prudent, car nous les avions tous vu la veille. Le petit dernier n'avait pas encore de fièvre et de toux, juste le nez qui coulait, et bien sûr nous avions échangé des bisous... Je m'attendais à avoir au minimum un rhume, mais on est passé au travers, heureusement, et sans aucun symptôme.

*****

Un autre exemple de prise de magnésium pour une autre cause : mon mari faisait très souvent des blocages au niveau du nerf sciatique de sa jambe droite depuis plusieurs années. Après avoir vu un grand nombre de kinésithérapeutes, d'ostéopathes, et même rebouteux ou magnétiseurs, il n'y avait aucun résultat. Cela arrivait à passer au bout de quelques jours avec des applications locales de compresses d'argile verte, mais cela revenait toujours au mauvais moment, sans prévenir, l'handicapant à tel point qu'il avait beaucoup de mal à se déplacer, se coucher, s'asseoir. Cela durait 3 à 4 jours, puis finissait par s'estomper à peu près, mais jamais totalement. Cela a duré plusieurs années, et était particulièrement difficile pour lui lorsqu'il était à son travail.

Un jour où il a fait une crise très douloureuse, il pouvait à peine se lever seul. Je ne l'avais jamais vu aussi mal en point. Les antalgiques étaient en général inefficaces, mais j'avais découvert le magnésium depuis quelques mois et j'avais vu qu'il aidait à se décontracter sur le plan musculaire. Je lui en ai donc donné 2 comprimés de 300 mg, en lui conseillant de rester couché. À ce moment-là, j'avais simplement pensé que plus on a mal, plus on est contracté, et plus on est contracté, plus ça fait mal, créant vite un cercle vicieux. Je ne m'attendais pas à ce que cela passe, mais au moins à une amélioration.

Après la prise de magnésium, je laissais donc mon mari dans ce triste état, en pyjama sous la couette durant 1 h 30 environ. Puis je suis revenue pour savoir comment allait mon malade. Et là, je le vois qui repousse les couvertures, et saute du lit tout habillé. Je suis complètement sidérée, et lui, ravit de sa blague, me dit qu'au bout d'un petit moment, il avait commencé à se sentir mieux et qu'il s'était levé pour s'habiller. Puis il était resté tranquillement assis sur le lit. Mais quand il m'a entendu monter, il s'est vite recouché tout habillé sous les couvertures pour m'en faire la surprise... et c'était plutôt réussi d'ailleurs !

Depuis ce temps-là, il s'est mis à prendre du magnésium de temps en temps, lorsqu'il avait l'impression que cela risquait de revenir. Il refusait à cette époque, d'en prendre tous les jours.

Mais en 2011, son médecin traitant a détecté un mélanome sur une jambe. Après prélèvement, il s'est avéré que c'était bien un cancer de la peau. Cela a été une douche froide pour lui comme pour moi d'ailleurs, surtout après avoir fréquenté par la suite le milieu hospitalier dans le service cancérologie, et que l'on a compris que les cancers de la peau, même lorsqu'ils sont traités, reviennent assez souvent après une rémission…

Là, par chance pour lui, cela avait été pris à temps, le mélanome a été enlevé chirurgicalement, et il n'y avait pas besoin de traitement, ni par rayon, ni par voie orale.

Néanmoins, sachant que le magnésium est recommandé en cas de cancer, j'insistais un peu pour qu'il en prenne quotidiennement, d'autant qu'il avait de temps à autre, des crampes nocturnes et quelques difficultés pour se rendormir après. À dater de cette époque, il en a pris tous les jours.

Au début, tous les 6 mois, il retournait voir son cancérologue, qui le sermonnait régulièrement lorsqu'il le voyait revenir un peu trop bronzé à son goût. Mon mari ne s'expose plus au soleil, du moins pas comme autrefois où, lorsqu'il faisait de la planche à voile, il passait des heures et des heures sans vouloir mettre de crème solaire… Mais il est très souvent dans le jardin aux beaux jours, et ne se cachent pas spécialement la peau, et comme il bronze assez facilement, il a toujours une jolie couleur pain d'épice… Ce qui n'est absolument pas du goût de son cancérologue...

Puis, au bout de 5 ans, comme tout va bien, il ne le voit plus que tous les 2 ans. Mon mari continue de prendre du magnésium tous les jours. En fait, n'ayant pas d'autres pathologies, ce sont les crampes et les insomnies qui lui rappellent d'en prendre un peu plus l'été et l'hiver par exemple, lorsqu'on en perd plus facilement. Cela fait maintenant plus de 10 ans de cela, le cancer n'a jamais réapparu et les sciatiques non plus d'ailleurs…

*****

Quelques autres exemples encore... Par souci de discrétion, ou à la demande d'anonymat de certaines personnes, les prénoms ont été changés voire enlevés.

C'est à l'âge de 9 ans que cette petite fille à découvert le magnésium-b6, après le décès de sa meilleure amie, d'une maladie qui l'a emportée en quelques mois. Le décès d'un enfant est toujours extrêmement douloureux pour les parents, mais pour ses amis(es) du même âge, cela a semblé totalement injuste, intolérable, effrayant parce que difficilement compréhensible… et Christine a commencé progressivement à avoir des peurs de mourir, d'attraper des maladies, etc. C'est vite devenu un enfer pour elle, son sommeil étant perturbé par des peurs de s'endormir le soir, et des angoisses nocturnes avec réveils fréquents. Mais la journée, elle taisait ses tourments, comme la plupart des personnes qui manquent de magnésium : une fois le jour revenu, on se sent bête d'avoir eu si peur, on culpabilise... et on se tait. Par contre, la journée, en ressentant des petites douleurs par-ci, par là, elle avait peur d'avoir une maladie... Elle avait aussi la gorge serrée très souvent, et mal au ventre après les repas. Car à la suite de ce stress, cela avait fait chuter son magnésium en 3 à 4 mois…

Elle donc a donc commencé de prendre 2 comprimés de magnésium, et elle a pu dormir un peu mieux. Puis, comme elle continuait à se plaindre de douleurs au ventre, elle a supprimé également le gluten, car le manque de magnésium avait fragilisé l'organisme au niveau digestif, (le gluten est assez difficile à digérer par un organisme déficient, et c'est ce qui provoquait des douleurs abdominales après chaque repas).

Au bout de quelques temps, elle dormait beaucoup mieux et oubliait ses petits maux divers. Depuis, elle mange toujours sans gluten, continue le magnésium dans certaines périodes, fait beaucoup de sport dans le cadre scolaire, et a d'excellentes notes en fin de trimestres...

*****

Monica a une myopathie de Promm et elle a des douleurs diffuses dans tout le corps. Ces douleurs semblent très proches de celles ressenties avec la fibromyalgie et elle se procure le livre de Jean-Paul Curtay. Elle voit qu'il est question du magnésium-b6, et décide d'essayer, n'ayant rien à perdre. Elle a également des problèmes digestifs qu'elle a réussi à stopper en prenant du Kéfir de fruits (boisson lacto-fermentée) et en opérant une diminution du gluten dans ses aliments. Par ailleurs, elle a aussi de l'arthrose au genou.

En août 2019, elle trouve facilement de l'oxyde de magnésium-b6 en grande surface. Elle commence avec la dose de 3 comprimés de 300 mg par jour pendant 3 jours, puis continue avec 2 comprimés. Au bout d'une semaine environ, elle ne ressent plus de douleurs musculaires et son sommeil s'en ressent aussi. Elle apprécie enfin d'avoir des nuits reposantes. L'arthrose du genou est toujours là par contre, mais il faudra sans doute un peu plus de temps que pour les douleurs musculaires pour les voir disparaître.

En décembre, elle décide de faire une pause... pour le reprendre après, car elle se rend malheureusement compte que les douleurs musculaires sont revenues. Elle ne peut que constater ainsi qu'il y a bien un lien entre ses douleurs et le manque de magnésium. Avec cet exemple, on peut comprendre que ce n'est pas la myopathie elle-même qui provoquait ses douleurs, mais la chute de son taux de magnésium suite au stress engendré par sa maladie.

*****

Pascale est caissière dans une grande surface. À son poste, elle voit passer une foule de personnes et affiche à leur encontre, un sourire permanent, un visage avenant. Cependant, au-delà de ce sourire désabusé, il y a une tristesse, une forme de souffrance, un manque d'entrain et un désintérêt pour beaucoup de choses. Le décès de l'un de ses fils par noyade, 15 ans auparavant, a laissé des traces... Le stress, le chagrin, ont provoqué une chute de magnésium et elle ne tarde pas à le ressentir, sans comprendre pourquoi. Crampes, fourmillements, mais principalement des idées morbides qu'elle ne veut exprimer à personne. Ce sont des peurs de mourir, mais aussi un pessimisme qui lui fait entrevoir l'avenir sous un jour sombre. L'ayant connue dans un autre contexte, j'engage la conversation autour d'un problème de santé dont elle m'a parlé : des troubles digestifs. Et au fil de la conversation, elle m'en dit plus et je pense tout de suite au manque de magnésium. Puis je lui demande à quand remonte le début de ses troubles, s'il y a eu un événement difficile pour elle auparavant. Elle me parle alors de son fils... Voyant son tempérament empreint de tristesse, je cherche à en savoir plus et lui parle d'éventuelles idées morbides, peur de mourir, etc. Et elle me dit que oui, cela lui arrive souvent. Je comprends donc que ce manque de magnésium n'est pas récent et s'est installé progressivement. Comme il y a peu de monde en caisse, je fais marche arrière et vais lui chercher 1 boite de magnésium-b6 en rayon, avec son consentement. Elle me promet d'essayer...

Une ou 2 semaines plus tard, j'arrive aux abords des caisses et je l'aperçois de loin. Et là, je n'ai même pas besoin de lui poser la question, je sais qu'elle a essayé... Elle est toujours souriante, mais c'est un sourire béat, détendu... un vrai sourire, pas juste un masque pour donner le change au monde extérieur. Je m'approche et nous bavardons le temps du passage en caisse. Oui, elle a essayé, oui, elle dort mieux. Mais surtout, ces idées morbides, ses angoisses nocturnes, ne sont plus que des mauvais souvenirs. Elle se sent revivre.

*****

Il y a environ 15 ans en arrière, j'ai travaillé comme correspondante locale pour une petite agence d'un quotidien. Comme il manquait un commercial sur ce secteur pour démarcher les entreprises susceptibles de passer des annonces et encadrés publicitaires, je me suis proposée temporairement, en attendant l'arrivée d'un nouveau commercial. Mais pour démarcher des clients, il me fallait une formation et une commerciale est venue de Lyon jusque chez moi pour cela.

Ma "coach" d'un jour est arrivée en début d'après-midi et nous avons commencé. Cela était un peu fastidieux, car il existe de nombreux formats, tarifs, en couleurs ou en noir et blanc. Bref, on était là-dessus pour plusieurs heures. Je me suis vite rendue compte que ma partenaire était très stressée. Elle parlait vite, le visage un peu crispé, les gestes quelquefois saccadés... Ne la connaissant pas initialement, j'ai pensé que c'était sa façon d'être tout simplement. Mais dans la conversation, elle m'avoue avoir très souvent des maux de tête, quasiment tous les jours, et là, bien sûr, elle en avait un, ce qui ne l'aidait pas dans ses explications pour m'initier. Malgré des examens médicaux, son médecin ne voyait pas d'où cela venait, accentuant un peu plus son stress et son angoisse d'avoir quelque chose de plus grave... Je lui demande si elle a d'autres symptômes tels que fourmillements, problèmes digestifs, insomnies, etc, et c'était le cas évidemment. Je lui explique les symptômes du manque de magnésium, et lui propose d'essayer si elle le souhaite. Elle accepte et je lui fais fondre 2 comprimés effervescents de 300 mg dans un verre qu'elle boit aussitôt dispersés.

Puis, nous reprenons ma formation avec les chiffres, les dimensions des encadrés, un bon bourrage de crâne en perspective... Pour le coup, c'est moi qui risque d'attraper mal à la tête... Au bout d'une demi-heure environ, je me rends compte que ses traits sont plus détendus, et elle parle d'une manière plus posée. Je lui demande si elle a toujours ses céphalées. Et là, elle me regarde avec un air un peu stupéfait, marque un moment d'arrêt, et me répond que non, c'est passé. Avec un grand sourire, je lui dis que je l'avais "vu" sur son visage, et que j'étais presque sûre à 100 % de sa réponse...

Nous continuons ma formation, et elle est repartie en fin d'après-midi avec la promesse de me tenir au courant pour la suite.

Rentrée chez elle, elle continue le magnésium-b6. Au bout de quelques jours, les maux de tête deviennent plus légers, moins présents et épisodiques, supportables et différents à la fois. Elle est retournée voir son médecin qui a fini par trouver ce qu'elle avait, d'après la description de ses maux de tête plus légers. C'était une réaction à un médicament qu'elle prenait, si je me rappelle bien. Il a donc fait le nécessaire afin que cela s'arrête.

On peut voir ici, que le magnésium n'a pas guéri la cause des maux de tête puisque cela venait d'une cause extérieure, mais il l'a clarifiée. Depuis le temps qu'elle prenait ce médicament qui ne lui convenait apparemment pas, un stress s'était installé, accentuant les maux de tête initiaux et faisant chuter son magnésium, ce qui ne faisait qu'aggraver le problème.

*****

Cette connaissance, septuagénaire, est pourtant d'une santé robuste, mais suite à un changement de situation familiale et environnementale, elle accuse une grande fatigue et une lassitude morale. Maux de tête, petite toux persistante, un peu de diarrhée et puis surtout, cette très grande fatigue qui la terrasse. Le médecin, après prises de sang, n'est pas sûr du diagnostic : covid ? Pas covid ? Les résultats sont flous, et ça ne l'aide pas moralement. Comme je lui avais déjà parlé des huiles essentielles pour se protéger du coronavirus, mais aussi de tous les maux inhérents à l'hiver, elle me téléphone un soir pour me demander des conseils. En fonction des maux qu'elle me décrit, je pense à certaines huiles essentielles, mais aussi bien sûr, au magnésium-B6 à cause de sa grande fatigue qui dure depuis un moment déjà. Après être passée en pharmacie et dans un magasin bio, je lui amène mes trouvailles. Elle commence le soir même à les prendre.

Je la rappelle au bout d'une semaine, et elle me dit que cela va beaucoup mieux. La fatigue commence à s'estomper, les maux de tête également, plus de diarrhée non plus et sa toux n'est plus qu'un mauvais souvenir. Dans l'ensemble, elle se sent beaucoup mieux, d'autant qu'elle retrouve le moral aussi. Ça, c'est aussi l'effet du magnésium... Au bout de 15 jours, elle a repris ses activités normales.

À travers cet exemple, je ne cherche pas à faire valoir que le magnésium peut guérir du coronavirus, mais du moins, il peut renforcer l'immunité par son action positivante car le corps réagit mieux aux attaques extérieures pour se défendre.

*****

Les 2 exemples suivants (qui sont plutôt des contre-exemples, donc à ne pas suivre) nous font prendre conscience de la façon dont le magnésium se stocke dans l'organisme.

Cette mésaventure est arrivée à Éric et Michelle. Pour tous les deux, ils ont eut un stress intense durant une période de leur vie. Connaissant le magnésium, ils en ont pris régulièrement à la suite de cela afin de mieux y faire face.

Au départ, c'était en fonction de leurs besoins, qui étaient assez importants, du fait des évènements difficiles qu'ils avaient vécu. Cela leur est donc arrivé de prendre les comprimés 2 par 2 au départ.

Mais par la suite, lorsque le taux de magnésium dans le sang s'est stabilisé, ils ont continué de prendre les mêmes doses, matin et soir, parce que c'était plus facile pour eux du fait qu'ils travaillaient à l'extérieur. C'était plus simple de regrouper en 1 ou 2 prises par jour lorsqu'on n'est pas chez soi.

Mais lorsque leur stock interne a commencé à se refaire, ils auraient dû diminuer la quantité par prise et revenir à 1 comprimé, une ou deux fois par jour, voire en rajouter un autre dans la journée si ces doses n'étaient pas suffisantes.

Sans méfiance, ils ont continué ainsi, mais leur stock interne s'étant refait, l'excédent qui leur était inutile à présent partait par les intestins un peu trop rapidement. Et à chaque fois, ce processus engendrant une légère spasmophilie ou fatigue, ils avaient tendance à en reprendre 2 de nouveau, ce qui a fini par provoquer un cercle vicieux... À un moment, Éric en prenait 6 par jour et Michelle en prenait 8. Lorsqu'ils ont compris le processus, ils sont revenus à un plus juste dosage.

Au bout de 2 semaines, le fait de les prendre matin, midi et soir, 1 par 1 à la demande au lieu de 2 par 2, leur a permis de revenir à des doses plus normales en rapport de leur poids et de leurs besoins réels. Éric en prenait à présent 2 par jour, et peut être 3 lorsque le besoin s'en faisait ressentir. Pour Michelle, c'est à peu près identique, sauf peut-être certains jours où elle a une activité plus intense.

Comme je l'ai dit dans les chapitres précédents, le corps ne stocke pas le magnésium. Ainsi, cela ne sert à rien d'en prendre de grosses doses une fois la carence comblée. Il vaut mieux en prendre au fur et à mesure des besoins, selon son ressenti. Quelques fourmillements aux extrémités des mains et jambes ? Des crampes ? Un peu de constipation ? Des problèmes de sommeil ? Des coups de pompes répétés ou des petits vertiges ? Des problèmes digestifs ? Voilà les symptômes qui reviennent le plus facilement lorsqu'une carence s'annonce. Il suffit alors de reprendre ponctuellement 1 comprimé en plus par prise, puis de revenir à la dose normale si cela va mieux. De plus, certains comprimés peuvent se croquer, il n'est même pas utile d'avoir un verre d'eau pour les faire fondre. Il suffit juste d'en avoir une petite réserve sur soi qu'on emmène facilement en déplacements ou au travail.

De les prendre 2 par 2 une fois la carence comblée, le corps va éliminer l'excès un peu trop vite. Et immédiatement après, (dans la 1/2 heure qui suit), le corps va afficher un manque avec des fourmillements ou autres. Cela ne sert donc à rien d'en prendre trop à la fois. Avec ce retour des symptômes, on a tendance à croire que la carence s'est accentuée. Ce qui a pour effet d'inciter à en reprendre un peu plus à la fois... Mauvaise pioche !

Lorsque on comprend ce processus, oblige à en prendre ponctuellement et à la demande. On peut aussi prendre par 1/2 comprimé si 1 fait trop, c'est selon vos besoins, en fonction des périodes de stress, des changements de saisons, etc.

*****

ET POUR FINIR...

J'espère qu'à travers ces quelques pages, vous pourrez retrouver un équilibre et votre santé. Dès les premiers jours de prises, vous allez en constater des effets, peut-être même sur des plans que vous ne soupçonniez pas. Le magnésium permettant de clarifier certains problèmes, vous parviendrez peut-être à découvrir enfin l'origine de vos malaises récurrents. Tout comme moi à une époque où j'avais tellement de petits et gros maux divers, il m'était impossible de savoir pourquoi, ni d'où venait les symptômes. C'était la confusion totale. Le magnésium a clarifié cela au fur et à mesure.

Par ailleurs, la relation psycho-soma étant ce qu'elle est, le fait de vous sentir mieux dans votre peau, vous permettra aussi de vous sentir mieux dans votre tête. Cela aura pour effet de vous aider à vous orienter dans votre vie. Cette relation psycho-soma, je l'ai développée plus amplement dans un autre de mes livres, "la numérologie des 72 anges de la Kabbale". Cette numérologie permet de "décrypter" son ressenti, de mieux se connaître et de comprendre ses réactions, et cette "santé mentale" permet aussi de retrouver la santé physique et de la perpétuer dans le temps. Car là aussi c'est un cercle vicieux : quand ça ne va pas dans la tête, ça ne va pas dans le corps, et vice et versa… L'être humain est ainsi fait, il n'est pas juste un corps ou juste une tête, mais un être complet et fabuleux dans son fonctionnement.

*****

BIBLIOGRAPHIES DE RÉFÉRENCE

"Fibromyalgie" du Dr Jean-Paul Curtay, avec Véronique Blanc-Mathieu et Thierry Thomas, aux Éditions Thierry Souccar,

"La spasmophilie enfin vaincue" du Dr Patrick Véret aux Éditions du Rocher,

"Vitamines, sels minéraux, oligo-éléments" du Dr Philippe Dorosz, aux Éditions Maloine,

"Oligo-éléments et oligothérapie" du Dr. Claude Binet, aux Éditions Dangles,

"Fièvre aphteuse : un simple problème de carence en magnésium ? "Article paru dans le journal "Agriculture et santé" de 1959, écrit par Jacques Daudon, article inspiré des travaux de Michel Barbaud, ingénieur agronome, publié dans le n° 102 du mensuel : " Biocontact" distribué gratuitement en magasins de diététique de cette époque,

"La magnésiothérapie dans les états précancéreux, cancéreux et postcancéreux" par le Professeur Raymond Lautié, article paru dans le journal "Remèdes" en octobre 1975, d'après le livre de M. Raymond Lautié " Magnésiothérapie" paru en 1974.

SOMMAIRE

Page 3 - Introduction

Page 5 - Un peu d'histoire et de chimie

Page 7 - Le magnésium : qu'est-ce que c'est ?

Page 15 - Les causes des carences

Page 23 - Les symptômes du manque de magnésium

Page 31 - Les effets du magnésium sur le métabolisme humain

Page 37 - Détermination du taux de magnésium avec les prises de sang

Page 41 - Interaction avec des médicaments

Page 43 - Dans quels aliments trouver le plus de magnésium ?

Page 51 - Expérience d'une carence...

Page 61 - D'autres expériences...

Page 77 - Et pour finir...

Page 79 - Bibliographies de référence

Page 81 - Sommaire

© 2022, Chantal Emery
Édition : BoD – Books on Demand, info@bod.fr
Impression : BoD – Books on Demand,
In de Tarpen 42, Norderstedt (Allemagne)
Impression à la demande
ISBN : 978-2-3224-4017-7
Dépôt légal : Juillet 2022

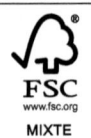